段富津教授简介

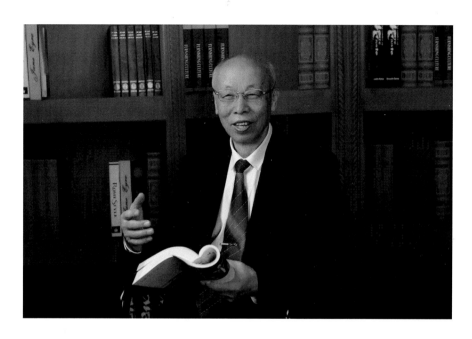

段富津，男，1930 年生，吉林怀德人，中共党员，黑龙江中医药大学终身教授，博士生导师，博士后合作导师。行医 65 年，从教 58 载。

第二届国医大师，首届国家级教学名师，全国优秀教师，全国师德先进个人，第二、三、四、五批全国老中医药专家学术经验继承指导老师，黑龙江省首届名老中医。获首届中华中医药学会中医药传承特别贡献奖、中华中医药学会成就奖、中华中医药学会终身理事，享受国务院政府特殊津贴。国家重点学科方剂学学科奠基人，国家中医药管理局及黑龙江省重点学科带头人，中华中医药学会方剂学分会顾问，黑龙江省教育系统优秀共产党员。曾任国家重点学科方剂学学科带头人，第二、三届国家药品审评委员，国家中医药类规划教材编委会委员、《方剂学》主编，中国中医药学会方剂学专业委员会常务副主任委员，黑龙江省学位委员会学科评议组成员。

中医理论娴熟，医术精湛，精于辨证论治，善用经方。临床治愈无数疑难杂证，擅长治疗胸痹心痛。对心力衰竭、肾功不全、糖尿病、肺心病、肺纤维化、感染性疾病、过敏性疾病、脊髓空洞症、风湿病等疗效显著。医德高尚，淡泊名利，"医乃仁术"是他的口头禅。十分关心体贴病人，处方用药一般是十味左右，药简效高。他不但治病更治心，耐心指导患者在情志、生活、饮食等方面进行调养。

衷于辨证论治，特别注重正气，认为正气是维持生命的原动力。正气不仅能御邪，而且能祛邪，也能促进康复，尤其强调"正气运药"，药物治病要依赖正气的运化而发挥功效。遣药组方，十分强调配伍，配伍的核心是君臣佐使，君臣佐使的核心是药力的大小，药力的大小决定于药量。他首次明确提出"药量是标识药力的"，并首创药力判定公式：药力＝药性＋用量＋配伍＋用法。这种"唯药力论"思想强化了处方的严谨性。

学识渊博，授课深入浅出，生动形象，经典名言出口成诵，临床经验信手拈来。以逻辑推理教学法为主，结合多连博贯、博约相应、教学相资、温故知新和知行统一教学法，使抽象问题形象化、分散问题系统化、理论问题实际化、复杂问题条理化、枯燥问题趣味化，该教学法获国家级教学成果一等奖，并被评为首届国家级教学名师。

已培养百余名研究生，其中有我国第一位中医学博士后、国家级重点学科带头人、国家级教学名师、全国优秀教师、全国先进工作者等。他所领导的方剂学学科被评为"国家级重点学科"、"国家级教学团队"、"全国教育系统先进集体"、"黑龙江省级领军人才梯队"、"黑龙江省研究生优秀导师团队"、"黑龙江省科技创新团队"。

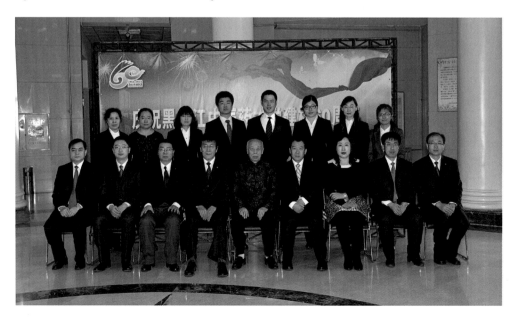

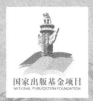

国家出版基金项目
NATIONAL PUBLICATION FOUNDATION

"十二五"国家重点图书出版规划项目

国医大师临床研究

中华中医药学会 组织编写

段富津医案精编

段富津 主编

科学出版社
北京

内 容 简 介

本书是"十二五"国家重点图书出版规划项目《国医大师临床研究》分册之一，获得国家出版基金项目资助。本书是从段富津教授近年来临床医案中精选典型验案，整理而成，包括发热案、胸痹心痛案、消渴案、痹证案、月经不调案等。段富津教授是第二届国医大师，首届国家级教学名师，全国老中医药专家学术经验继承指导老师。从医六十余载，善治疑难杂病。

依据中医辨证论治原则，每例医案下列初诊、病史、辨证、治法、方药、按语等项。按语部分重点阐述辨证要点、组方原理、用药特点及医案之间的关联与辨疑，经段富津教授字斟句酌修撰而成，凝结了其大量心血，甚为珍贵，集中反映了段富津教授遣药组方特色及其学术思想。

本书可供中医临床、科研工作者使用。

图书在版编目（CIP）数据

段富津医案精编／段富津主编. —北京：科学出版社，2015.12
（国医大师临床研究）
国家出版基金项目·"十二五"国家重点图书出版规划项目
ISBN 978-7-03-046508-5

Ⅰ.①段… Ⅱ.①段… Ⅲ.①中医学–临床医学–经验–中国–现代
Ⅳ.①R249.7

中国版本图书馆 CIP 数据核字（2015）第 286052 号

责任编辑：王　鑫　曹丽英／责任校对：张怡君
责任印制：李　彤／封面设计：黄华斌　陈　敬

科学出版社 出版
北京东黄城根北街 16 号
邮政编码：100717
http://www.sciencep.com
北京虎彩文化传播有限公司 印刷
科学出版社发行　各地新华书店经销
＊
2016 年 1 月第 一 版　开本：787×1092　1/16
2022 年 1 月第四次印刷　印张：8 3/4　插页：1
字数：194 000
定价：48.00 元
（如有印装质量问题，我社负责调换）

《国医大师临床研究》丛书编辑委员会

《段富津医案精编》编委会

主　　编　段富津

副 主 编　陈宝忠　辜炳锐

编　　者　(以姓氏笔画为序)

孔　菲　冯玉华　毕珺辉　陈宝忠

范　蕊　赵雪莹　段富津　唐明哲

符世禧　梁　雪　辜炳锐

《国医大师临床研究》丛书序

  2009 年 6 月 19 日，人力资源和社会保障部、卫生部和国家中医药管理局在京联合举办了首届"国医大师"表彰暨座谈会。30 位从事中医临床工作（包括民族医药）的老专家获得了"国医大师"荣誉称号。这是新中国成立以来，中国政府部门第一次在全国范围内评选国家级中医大师。国医大师是我国中医药事业发展宝贵的智力资源和知识财富，在中医药的继承创新中发挥着不可替代的重要作用。将他们的学术思想、临床经验、医德医风传承下来，并不断加以发展创新，发扬光大，是继承发展中医药学，培养造就高层次中医药人才，提升中医药软实力与核心竞争力的重要途径。

  为了弘扬中华民族文化，广泛传播和充分利用中医药文化资源，满足中医药人才队伍建设的需要；进一步完善中医药传承制度，将国医大师的学术思想、经验、技能更好地发扬光大。科学出版社精心组织策划了"国医大师临床研究"丛书的选题项目，这个选题首先被新闻出版总署批准为"十二五"国家重点图书出版规划项目，后经科学出版社遴选后申报国家出版基金项目，并在 2012 年获得了基金的支持。这是国家重视中医药事业发展的重要体现，同时也为中医药学术传承提供良好契机。国家出版基金是国家重大常设基金，是继国家自然科学基金、国家社会科学基金之后的第三大基金，旨在资助"突出体现国家意志，着力打造传世精品"的重大出版工程，在"弘扬中华文化，建设中华民族共有精神家园"方面与中医药事业有着本质和天然的相通性。国家出版基金设立六年以来，对中医药事业给予了持续的关注和支持。

  作为我国成立最早、规模最大的中医药学术团体，中华中医药学会长期以来为弘扬优秀民族医药文化、促进中医药科学技术的繁荣、发展、普及推广发挥了重要作用。本丛书编辑出版工作得到了中华中医药学会大力支持。国家卫生和计划生育委员会副主任、国家中医药管理局局长、中华中医药学会会长王国强亲自出任丛书主编。

  作为中国最大的综合性科技出版机构，60 年来科学出版社为中国科技优秀成果的传播发挥了重要作用。科学出版社为本丛书的策划立项、稿件组织、编辑出版倾注了大量心血，为丛书高水平出版起到重要保障作用。

  本丛书同时还得到了各位国医大师及国医大师传承工作室和所在单位的

大力支持，并得到各位中医药界院士的支持。在此，一并表示感谢！

本丛书从重要论著、临床经验等方面对国医大师临床经验发掘整理，涵盖了中医原创思维与个性诊疗经验两个方面。并专设《国医大师临床研究概览》分册，总括国医大师临床研究成果，从成才之路、治学方法、学术思想、技术经验、科研成果、学术传承等方面疏理国医大师临床经验和传承研究情况。这既是对国医大师临床研究成果的概览，又是研究国医大师临床经验的文献通鉴，具有永久的收藏和使用价值。

文以载道，以道育人。丛书将带您走进"国医大师"的学术殿堂，领略他们深邃的理论造诣，卓越的学术成就，精湛的临床经验；丛书愿带您开启中医药文化传承创新的智慧之门。

《国医大师临床研究》丛书编辑委员会

2013 年 5 月

目　　录

第一章 发 热 案

病案一 风热犯肺 （上呼吸道感染）

颜某，男，52 岁，2011 年 2 月 2 日初诊。

初诊 发热 2 日，今晨体温 37.5℃，微恶风，咳嗽，痰微黄量多，胸闷而热。舌红苔薄黄，脉浮略数。

病史 2 日前因天气骤变，未增衣物而致感冒。

辨证 叶天士云："温邪上受，首先犯肺。"吴鞠通云："温病由口鼻而入，自上而下，鼻通于肺，始手太阴。"风热犯肺，肺失清肃，故见咳嗽痰黄。肺主气属卫，肺气不宣，卫气不布，皮毛则开合无权，故恶风。卫气不布，郁而发热。肺气不宣，气机不通，故见胸闷。舌红苔薄黄，脉浮数皆为风热侵犯肺卫之象。

治法 辛凉宣肺止咳。

方药 桑叶 15g，菊花 15g，黄芩 15g，桔梗 15g，牛蒡子 15g，桑皮 15g，蜜枇杷叶 20g，知母 15g，甘草 15g，蜜紫菀 20g，白前 15g。

4 剂。日 1 剂水煎，早晚分服。

服上方 4 剂后热退身凉，月内未患外感。

病案二 风热犯表 （上呼吸道感染）

李某，男，34 岁，2011 年 3 月 15 日初诊。

初诊 发热 2 日，体温 39℃，身热，口干而渴，口苦咽痛，偶干咳，耳下肿痛。舌微红苔薄微黄，脉浮数。

病史 2 日前因从南方返回哈尔滨，途中感冒。

辨证 此案为风热外感，风热犯表，卫气不布，而发热恶风。肺合皮毛，风邪犯表，肺失宣降，故而微咳。风热伤津故口渴。喉为肺之门户，温邪犯肺，上攻头面，上蒸咽喉，故咽及耳下肿痛。舌微红，苔微黄，脉浮数皆为风热犯表之象。

治法 辛凉解表。

方药 金银花 25g，连翘 20g，牛蒡子 15g，板蓝根 30g，黄芩 15g，桔梗 15g，陈皮 15g，甘草 15g。

6 剂。日 1 剂水煎，早晚分服。

服上方 6 剂后，热退身凉，外感已痊愈。

按语 上述二则病案，虽同为风热外感证，但其病位、邪热轻重略有不同，其组方亦有所差异。在病案一中，其热不甚，咳嗽偏重，可见其病位偏于肺，故以辛凉轻剂桑菊饮加减。方中桑叶味苦甘性凉，善走肺络，疏散风热以清肺，为君药。菊花味甘苦微寒，疏散风热，清利头目；蜜枇杷叶降肺气，桔梗宣肺，二药一宣一降，以达宣肺止咳之功，且复肺气宣降之职；黄芩苦寒以清肺热，四药共为臣药。因咳嗽较甚，故用白前、蜜紫菀以利肺止咳；桑皮、知母助黄芩以清肺热；牛蒡子透散风热，清利咽喉，五药共为佐药。甘草清热解毒，与桔梗相配以利咽喉，并能调和诸药，为佐使药。服上方4剂，热退身凉，诸症已除。

在病案二中，其发热较甚，并见耳下肿痛，可见其病位偏于表，其热偏重，故以辛凉平剂银翘散加减。方中重用金银花、连翘辛凉透表，清热解毒，芳香辟秽，为君药。黄芩味苦性寒，善清气分之热，清肺火而解肌热；牛蒡子味辛性凉，助君药透散风热，清利头目，解毒利咽。吴鞠通称牛蒡子"辛平润肺，解热散结，除风利咽"。因热毒上攻，故用板蓝根清热解毒利咽而消颐肿。三药共为臣药。陈皮理气和胃；桔梗宣肺止咳，共为佐药。甘草调和诸药，与桔梗相配清利咽喉，为使药。服药6剂，热退身凉。

在使用银翘散时应注意其煎服方法。煎药前用冷水浸泡20分钟，煎煮时，从沸腾起煎药20分钟，正如吴鞠通云"香气大出，即取服，勿过煮。肺药取轻清，过煮则味厚而入中焦矣"。因肺居上焦，其位最高，故肺药均取轻清之性，重则药过病所。服药后20分钟温覆取微汗。若1剂汗不出者，4小时后再服第2剂的第一煎，如前法取微汗，切不可汗出过多。汗后避风半日许。余药勿服。

病案三 温燥犯肺（肺炎）

王某，女，7岁，2009年9月8日初诊。

初诊 发热4日，微恶寒，咳嗽，痰少，黏而难出，唇干，便干。舌尖红，脉略数。

病史 9月4日因高热（体温39.1℃）入院，诊断为肺炎。

辨证 燥为秋之令，初秋承暑热之余，故多见温燥，正如《重订通俗伤寒论》曰："久晴无雨，秋阳以曝，感之者多病温燥。"秋感温燥之邪，卫表郁闭，故发热恶寒。叶天士曰："温自上受，燥自上伤，理亦相等，均是肺气受病。"温燥犯肺，肺气不利，故见咳嗽。燥气伤肺，耗伤津液，故见唇干燥、大便干燥。舌红，脉略数为温燥之象。

治法 清宣凉润。

方药 桑叶6g，杏仁6g，川贝6g，黄芩6g，牛蒡子6g，蜜枇杷叶10g，甘草6g，白前5g，桔梗6g。

4剂。日1剂水煎，早中晚分3次服。

二诊 2009年9月15日。服药2日后热退身凉，舌不红，脉不数，4剂尽，诸症已消，故予停药。

按语 小儿为稚阴稚阳之体。初秋燥气当令，稍有不慎，外感温燥，邪犯肺卫，身热不退。温燥伤肺，耗液伤津，痰黏而少，口干，便干，治以桑杏汤加减。方中桑叶甘寒，轻宣燥热；杏仁宣利肺气，润燥止咳，共为君药。川贝味苦性寒，清化痰热，助杏仁止咳化痰；蜜枇杷叶润肺止咳；黄芩清肺热，共为臣药。牛蒡子助桑叶透散外邪；白前、桔梗助枇杷叶宣利肺气，均为佐药。甘草清热解毒，与桔梗相配以利咽喉，并能调和诸药，为佐使药。

病案四 外感湿热（不明原因发热）

张某，女，20岁，2011年12月13日初诊。

初诊 反复发热 4 月余，体温 38～39.6℃，每于下午 3 时发热，至夜半稍退。发热时全身疼痛困重，自汗，胸闷，口干不欲饮，二便正常。舌淡苔白略厚腻，脉沉弦，右脉滑。

病史 2011 年 8 月，因外感后反复发热，虽经治疗，但病情未见好转。实验室检查：白细胞 $1.2×10^9$/L，其他未见异常。

辨证 吴坤安曰："凡暑月霪雨之后，日气煦照，湿浊上蒸，人在湿浊蒸腾之中，骤发而重者，均为湿温。"夏季天气炎热，暑热下逼，雨水较多，天气潮湿，故外感暑邪，常夹湿邪。暑湿伤表，表卫不和，湿遏热伏，故午后身热。湿为阴邪，其性重浊黏滞，故见身体疼痛困重。湿阻气机，故胸闷不舒。湿热中阻，津不上承，故口渴而不欲饮。舌苔白腻，脉滑为暑湿犯表之象。

治法 清热利湿，调畅气机。

方药 滑石 25g，生薏苡仁 25g，白蔻仁 10g，杏仁 10g，半夏 10g，厚朴 15g，汉防己 10g，姜黄 15g，甘草 10g，通草 10g，竹叶 15g。

7 剂。日 1 剂水煎，早晚分服。

二诊 2011 年 12 月 20 日。热退 4 日，体温正常，苔白略腻，胃脘痞闷，食少。上方加枳实 15g。7 剂。

三诊 2011 年 12 月 27 日。体温正常，诸症消失，苔转薄白。嘱其停药，注意饮食调节，勿食辛热肥甘之品。

按语 本例病发于长夏，长夏之令，暑湿熏蒸，交相为病，故长夏外感，暑湿者居多。《温病条辨》称"长夏初秋，湿中生热，即暑病偏于湿者也。"本属湿热，理应宣化湿热，但治之不当，湿热无从出路，故反复发热 4 个月余。此案现仍以调畅气机，清利湿热之三仁汤加减治之。方中滑石甘淡性寒，清热解暑利湿，使湿热之邪从水道而出，《本草通玄》称滑石能"利窍除热，清三焦，凉六府，化暑气"。故为君药。薏苡仁甘淡寒，健脾利湿兼能清热，以助滑石之力；半夏、厚朴辛苦温，能燥湿和胃，行气化湿，使气化则湿化，共为臣药。通草、竹叶甘寒淡渗，以增强清利湿热之功；杏仁宣利肺气，开水之上源；白蔻仁行气悦脾，畅中焦之气，其气芳香性温，又可防滑石寒凉碍湿；汉防己、姜黄以祛风湿，通络止痛，共为佐药。甘草能调和诸药，故为使药。服药 3 日后，体温恢复正常。二诊时苔仍白略腻，胃脘痞闷，可见湿邪未尽，故加枳实以行气消痞。三诊时，诸症消失，因而停药。

病案五 少阳郁热

雷某，女，16 岁，2009 年 10 月 10 日初诊。

初诊 低热 2 周，体温 37.4～37.6℃，发热前常有微恶风寒，乏力，口苦，咽干，胁肋疼痛，经行腹微痛，正值经期 3 日，色、量可。舌略红，苔白，脉弦略数。

病史 西医诊断为不明原因发热，单核细胞略高。

辨证 邪犯少阳，邪正相争，邪气偏于里则发热，邪气偏于表则恶寒。邪在少阳，经气不利，胆火上炎，故见胁肋疼痛、口苦、咽干。舌略红，苔白，脉弦略数均为少阳郁热之征。

治法 和解少阳。

方药 柴胡 20g，黄芩 15g，半夏 15g，党参 15g，牡丹皮 15g，炙甘草 15g，生姜 15g，大枣 4 枚。

4 剂。日 1 剂水煎，早晚分服。

二诊 2009 年 10 月 15 日。月经已尽 2 日，现偶有潮热，体温正常。上方加地骨皮 20g。4 剂。

三诊 2009 年 10 月 24 日。热退 6 日。昨日又发热，体温 37℃，咽痛。上加连翘 20g。4 剂。

病案六　少阳伏热

贾某，男，14 岁，2009 年 11 月 19 日初诊。

初诊 发热 1 个月，现体温 37.3 ~ 37.5℃，无规律发热恶风，唇干，食欲佳，偶有脘腹轻微疼痛，恶心，口苦，咽干，二便正常。舌红，苔薄白，脉弦略数。

病史 10 月 4 日因外感高热而住院治疗，10 月 20 日出院。单核细胞百分率：9.5%（偏高）；淋巴细胞百分率：44.3%（偏高）；中性粒细胞百分率：41.6%（偏低）。

辨证 外感失治而致邪伏少阳。邪正相争，故见发热恶寒，时而寒热先后不定。邪在少阳，郁而化热，胆火上炎，故见口苦，咽干。胆热犯胃，胃失和降，故见食少，恶心，脘腹疼痛。舌红，苔薄白，脉弦略数为少阳郁热之征。

治法 和解少阳，疏利肝胆。

方药 柴胡 15g，生白芍 15g，半夏 15g，黄芩 15g，党参 15g，枳实 15g，炙甘草 15g。

4 剂。日 1 剂水煎，早晚分服。

二诊 2009 年 11 月 26 日。服药 3 日后即热退身凉，现诸症消失，予停药。

病案七　少阳湿热（肺炎）

吴某，男，16 岁，2009 年 09 年 15 日初诊。

初诊 高热经治疗已退，但低热十余日不解。体温 37.2 ~ 37.7℃，偶有恶寒，微咳，痰白且黏，食少微呕，胸脘胁痛，口苦，小便黄。舌微红，苔白腻，脉弦略数。

病史 9 月 1 日因发热住院，诊断为肺炎，支原体弱阳性（IgG+，IgM+-）。

辨证 外感邪气入里化热，与湿相合，郁于少阳，其热偏重，故常低热而恶寒较轻。少阳属胆，枢机不利，故胸脘痞满。《灵枢·四时气篇》曰："邪在胆，逆在胃，胆液泄则口苦，胃气逆则呕苦。"胆胃不和，故恶心，口苦。湿热不化，则咳嗽，痰黏。舌红苔白腻，脉弦略数为湿热之象。

治法 清胆利湿，和胃化痰。

方药 青蒿 15g，黄芩 15g，陈皮 15g，茯苓 20g，滑石 25g，枳壳 15g，竹茹 15g，青黛 15g，甘草 10g，半夏 10g，桑白皮 10g，地骨皮 15g。

4 剂。日 1 剂水煎，早晚分服。

二诊 2009 年 9 月 19 日。舌微红，苔不腻，体温 37.1 ~ 37.3℃。上方去青蒿、青黛。4 剂。

三诊 2009 年 9 月 22 日。体温 36.8 ~ 37℃。继服上方。7 剂。

按语 病案五、六均为少阳郁热证。病案五适逢月经来潮，急用小柴胡汤和解少阳，少加凉血活血之丹皮，使郁热随经血而下。二诊时，仍有潮热，故加地骨皮以清热除蒸。服药后基本热退。三诊时又见发热，此为邪伏少阳，余邪未清，故仍用小柴胡汤加连翘以清热解毒利咽喉。服药4日，邪去正安，热退身凉。病案六中，患者1个月前因外感住院，但治疗不当，以致邪伏少阳，故以小柴胡汤加减以治之。其腹痛为肝气乘脾，故加白芍以柔肝缓急止痛；枳实理气解郁，与柴胡、白芍相配，取四逆散之意，疏利肝胆，理气开郁。病案七为少阳湿热证，故投以蒿芩清胆汤加减。方中青蒿既能清少阳邪热，又能芳香辟秽化湿，《重庆堂随笔》称其"专解湿热，而气芳香，故为湿温疫病要药，又清肝胆血分伏热"；黄芩苦寒，清泄胆腑邪热，二药共为君。竹茹清胆胃之热，化痰止呕；半夏燥湿化痰；滑石、茯苓清热利湿，使湿热从小便而出，四药为臣。陈皮、枳壳理气宽胸；桑白皮、地骨皮清肺泻热；青黛清肝胆而又除肺热咳嗽，均为佐药。甘草为使，调和药性。二诊体温降低，湿热渐轻，故去青蒿、青黛。三诊体温进一步降低，继服上方，巩固疗效。

病案八 余热未清，气阴两伤 （肺感染）

邵某，女，76岁，2012年6月28日初诊。

初诊 午后低热2个月余，体温36.8～38℃，汗出，时微恶寒，头痛，失眠，口干渴，不欲食。舌红，苔略少，脉弦滑略数有力。

病史 患者4月20日患感冒发热，经治疗后出现午后低热不退。

辨证 外感之后，余热未清，气阴已伤。余邪未清，故身热汗出。邪伏阴分，故午后发热。邪热扰心，心神不安，故见失眠。热伤津液，故口渴。胃阴不足，胃失和降，则不饥食少。舌红，苔略少，脉略数为余热未清、气阴两伤之象。

治法 清热生津，益气养阴。

方药 西洋参10g，生石膏30g，麦冬20g，炙甘草15g，芦根15g，青蒿15g，玉竹20g，石斛20g。

3剂。日1剂水煎，早晚分服。

二诊 2012年7月1日。体温最高37.1℃。上方石膏减10g，去青蒿。3剂。

按语 此病为热病之后，余热未清，气阴两伤之证，故投以竹叶石膏汤加减。方中重用石膏，其味甘性寒以清热生津，除烦止渴，故为君药。麦冬甘寒以养阴清热；西洋参补气养阴，二者为臣。芦根清热生津；玉竹、石斛益胃生津。少佐青蒿，清透阴分之伏热。二诊时，余热已减，况其年迈，故去青蒿，且石膏用量不宜过重，以防寒凉太过伤中。

病案九 气虚伤风

杨某，女，32岁，2010年7月15日初诊。

初诊 恶风寒，微发热3天，自汗出，头昏头痛，鼻塞，喷嚏，微咳嗽，痰少色白，咽痛。舌淡，苔薄白，脉缓略无力。

病史 平素体质虚弱，易外感。3天前曾患感冒并自行服解热镇痛药未效。

辨证 素体气虚体弱，气虚则卫外不固，易受外邪，故常患感冒。风邪犯肺，故恶风寒，头痛。气虚则腠理不密，开阖失司，故恶风自汗。邪气犯肺，肺气不利故鼻塞、咳嗽、喷嚏。舌淡，苔薄白，脉缓略无力是为虚象。

治法 益气宣肺解表。

方药 紫苏叶15g，党参15g，川芎15g，陈皮15g，半夏15g，桔梗15g，连翘15g，牛蒡子15g，甘草15g，前胡15g。

7剂。日1剂水煎，早晚分服。

按语 此证是为"伤风"，《证治汇补》曰："有平昔元气虚弱，表疏腠松，略有不慎，即显风症者，此表里而因之虚症也。"平素体虚气弱，腠理疏松，气虚则卫外不固，易受风邪，投以参苏饮加减治之。方中紫苏叶辛轻疏散，宣肺解表，疏解风寒。前胡、桔梗宣利肺气，既有利于解表，又使肺气宣降有权。连翘、牛蒡子疏散风热，清利咽喉。陈皮、半夏行气化痰。川芎祛风止头痛；党参补虚益气。甘草调和诸药。全方不寒不热，有宣有降，散中寓补，疏而不敛。服药1周，诸症自消。

病案十 气郁发热

李某，女，30岁，2010年4月30日初诊。

初诊 反复发热2年余，每因情志不快或睡眠欠佳而发，胁肋偶胀痛，偶头痛，腰痛，舌糜，眠差多梦，月经不调。舌淡红有齿痕，苔薄微黄，脉弦略数。

病史 曾于西医院治疗，但仍反复发热。近年因家庭不睦而致心情不佳。

辨证 肝主疏泄，喜条达，恶抑郁。情志抑郁，心情不畅，则肝气不疏，疏泄不利，气郁化火而发热，或平素烦躁恚怒，肝火内盛而发热，朱丹溪在《丹溪心法》中云："凡气有余便是火。"此发热皆由五志之火而生，故其发热常随情绪波动而起伏，且多见于女子。肝经经脉布胁肋贯膈，肝气郁结，经脉气机不畅，则胸肋胀满。肝藏血，女子以肝为先天，肝气郁结，血脉失畅，故月经不调。肝火扰心，故眠差多梦。郁火上炎，故见舌糜。舌红苔薄黄，脉弦数为气郁化火之征。

治法 疏肝解郁，清肝泻热。

方药 柴胡15g，酒芍15g，当归15g，黄芩15g，丹皮15g，焦栀子10g，炙甘草15g，竹叶15g。

7剂。日1剂水煎，早晚分服。

二诊 2010年5月7日。服药后热退，但昨日又发热37.4℃，咽痛，舌略红，苔微黄，脉弦略数。上方加连翘20g。7剂。

三诊 2010年5月14日。热退身凉，右少腹时胀痛，舌淡，苔薄白，脉弦不数。上方去栀子，加枳壳15g。7剂。

患者于2010年6月12日因月经不调前来就医，并告知服药3周后再未发热。

按语 恚怒则发热，胁肋胀痛，舌淡红，苔微黄，脉弦数。此为情志不舒，肝郁气滞，郁而化火，方用丹栀逍遥散加减。方中柴胡能疏肝解郁退热，使肝气条达，故为君药。白芍能养血敛阴，柔肝缓急；当归能养血和血，且气香可理气，为血中之气药，二药与柴胡相配能补肝体而助肝用，血足则肝柔，柴胡得之则疏肝而不劫阴，故二药共为臣药。丹皮能清血中之伏火，善治无汗骨蒸；黄芩、栀子助清肝泻火；竹叶清淡甘寒，能清心除烦并能引热下行，共为佐药。甘草调和药性，为使药。诸药相配，疏肝清热。服药1周后仍时反复发热，并见火热上攻咽喉，故在上方基础上加连翘以清热解毒。三诊时，热退，脉不数，舌不红，故去栀子；右少腹时胀痛，故加枳壳以行气消胀。服药后再未发热，可见辨证准确，功效立显。

病案十一 血瘀发热

赵某，女，71岁，2012年2月9日初诊。

初诊 胸中发热，甚则连及后背1年余，时而全身发热，且以夜间发热为主，失眠，偶胸脘微痛，食可，大便不爽，唇暗。舌暗红边有瘀点，苔白，脉弦。

病史 胸部CT未见异常。心电图示：ST段轻度下移，心肌供血不足。

辨证 瘀血阻滞胸中，气血运行不畅，郁而发热，《灵枢·痈疽》云："荣卫稽留于经脉之中，则血泣而不行，不行则卫气从之而不通，壅遏而不得行，故热。"身无热但自觉胸中发热者，王清任称之为"灯笼病"，《医林改错》载："身外凉，心里热，故名灯笼病，内有瘀血。认为虚热，愈补愈瘀；认为实热，愈凉愈凝。"瘀血在血分，血属阴，故其发热多以午后或夜间为主。《医林改错》有具体的描述"后半日发烧，前半夜更甚，后半夜轻，前半日不烧，此是血府血瘀。血瘀之轻者，不分四段，惟日落前后烧两时；再轻者，或烧一时，此内烧兼身热而言"。唇暗，舌暗红或有瘀点，脉弦为血行不畅，瘀血内阻之象。

治法 活血化瘀。

方药 生地20g，当归15g，赤芍15g，桃仁15g，红花10g，丹参20g，甘草15g，枳壳15g，银柴胡15g，丹皮15g，郁金15g，川牛膝15g。

7剂。日1剂水煎，早晚分服。

二诊 2012年2月16日。仍胸背热，舌暗苔白略厚，脉弦。上方去郁金、生地，加生薏米25g。7剂。

三诊 2012年2月23日。偶胸背热，偶有盗汗，舌暗苔薄白，脉弦。上方去银柴胡，加地骨皮15g。7剂。

四诊 2012年3月1日。明显好转，热退身凉，但胃中不舒，舌略暗，脉弦。上方加半夏15g。7剂。

按语 此病为《医林改错》中的灯笼病，乃胸中血瘀所致。治宜行气活血化瘀之法，用血府逐瘀汤加减以治之。方中当归、赤芍、桃仁、红花活血祛瘀，瘀血祛，热自退。川牛膝祛瘀血而通血脉，并能引血下行。枳壳宽胸行气，气为血之帅，气行则血行。生地凉血清热，合当归养阴润燥，活血而不伤血，祛瘀生新。甘草调和诸药。因其舌红，故加丹参、丹皮以活血凉血；郁金以行气活血；银柴胡清热凉血。二诊时，仍胸背热，其苔白略厚，为内有湿邪，血化为水，湿阻气机，血不得行，故去生地之滋腻，加生薏米祛湿清热。三诊时，胸背热减轻，伴盗汗，故以地骨皮易银柴胡，取地骨皮善治有汗骨蒸。四诊时，热退，但脘中不舒，故加半夏以和胃消痞。

病案十二 热入血室

尤某，女，34岁，2009年10月21日初诊。

初诊 间歇性发热已半年余，常恶寒发热交替出现，每十余日或半月左右即发热，服解热药后渐退，发热时体温可达 39℃，伴有头痛目眩，胁肋脘腹疼痛，食欲欠佳，时而恶心呕吐。舌微红，苔白，脉弦略数。

病史 半年前曾于月经期感冒，自服解热镇痛药而热退。但不及两月，又复发热，继而频频发作。其发热时间，每于月经前发作为多。胆囊炎史，返流性胃炎史。

辨证 本证系经期外感，邪热乘虚客入血室。血室乃肝所司，肝与胆相表里，热入肝经，少阳枢机不利，故往来寒热。肝气不疏，则胁肋疼痛。肝胆克伐脾胃，则脘腹疼痛、食少呕恶。肝胆郁热上蒸，则头痛目眩。舌微红，脉弦略数为肝胆郁热之象。

治法 和解少阳，疏利肝胆，调和脾胃。

方药 柴胡 20g，黄芩 15g，半夏 15g，陈皮 15g，枳实 15g，丹参 15g，丹皮 15g，当归 15g，炙甘草 15g，川芎 15g，川牛膝 10g，生姜 15g，大枣 4 枚。

7 剂。日 1 剂水煎，早晚分服。

二诊 2009 年 10 月 28 日。服上方 4 剂，月经来潮。7 剂尽，身热退，余均明显减轻，唯小腹仍痛。上方加延胡索 15g。7 剂。

三诊 2009 年 11 月 4 日。诸症不著。上方加党参 15g。7 剂。并嘱其于下次月经前，再来复诊。

四诊 2009 年 11 月 18 日。自觉一切正常，为防止经期再度发热，又投上方。7 剂。

按语 《伤寒论》曰："妇人中风，七八日续得寒热，发作有时，经水适断者，此为热入血室，其血必结，故使如疟状，发作有时，小柴胡汤主之。"热入血室一证，一般只作感冒论治，尤其这种不典型的寒热，最易被忽略，不经详细诊查，实难辨证。方用小柴胡汤，去人参，因其脉数、舌红，恐其助热而弃之不用。加丹皮、丹参、川牛膝活血，引血下行，使热随血去。加陈皮、枳实理气和胃，枳实得柴胡尤可疏肝解郁。当归、川芎养血活血，且川芎能上行头目，下行血海，既止头痛，又止腹痛。二诊时，热势减而小腹仍痛，乃经血未尽，故加延胡索以理气活血止痛。三诊时，加党参以益气扶正，以防复发。四诊时，无明显不适，再服 7 剂，巩固疗效。

病案十三 血虚发热（缺铁性贫血）

刘某，女，30 岁，2012 年 4 月 14 日初诊。

初诊 低热 1 个月余，体温 37～37.8℃，头晕乏力，面色无华，皮肤干燥，关节疼痛，月经量较多，偶色暗。舌淡，苔薄白，脉弦细无力。

病史 2010 年 10 月人工流产，2011 年 6 月医院诊断为缺铁性贫血。

辨证 血虚发热每因产后或手术后失血过多，或久病心肝两虚，或饮食劳役伤脾，脾虚不能生血所致。血属阴，阴血不足，无以敛阳，阴不维阳，阳气外浮而发热。血虚失于濡养，不能上滋头目，外濡肢体，故见头晕乏力，关节疼痛。血虚不能上荣头面，故面色苍白无华。舌淡，脉细无力是为血虚之象。

治法 益气养血。

方药 黄芪 35g，当归 20g，熟地 20g，炙甘草 20g，酒炒柴胡 15g，白薇 15g。

7 剂。日 1 剂水煎，早晚分服。

二诊 2012 年 4 月 21 日。服药 1 周后明显好转，体温大致正常，仍乏力，舌淡，脉弦无力。上方加生晒参 10g。14 剂。

三诊 2012 年 5 月 5 日。诸症不著。上方加阿胶 15g,制何首乌 25g。14 剂,以巩固疗效。

按语 《证治汇补》曰:"血虚发热,一切吐衄便血,产后崩漏,血脱不能配阳,阳亢发热者,治宜养血。"治当益气养血,方以当归补血汤加减。方中重用黄芪为君,大补肺脾之气,资气血生化之源,以有形之血生于无形之气故也。臣以当归辛甘温,能走能守,养血和营,两药相配,阳生阴长,气旺血生,血生热退;熟地味甘微温质润,既补血滋阴,又补精益髓,《本草纲目》言熟地能"填骨髓,长肌肉,生精血,补五脏、内伤不足,通血脉,利耳目,黑须发,男子五劳七伤,女子伤中胞漏,经候不调,胎产百病。"佐以柴胡于补血药中,清解伏热,《药品化义》云:"凡肝脾血虚,骨蒸发热,……制以酒拌,领入血分,以清抑郁之气,而血虚之热自退。"白薇益阴凉血,而清虚热。炙甘草和中益气,并能调和诸药,为佐使药。二诊时,热减,但仍觉乏力,故加人参以增补气生血之功。三诊时,加阿胶、何首乌以增养血之功。后以此方调理一月余,症状消失。

病案十四 阴虚邪伏（干燥综合征）

张某,女,53 岁,2009 年 3 月 24 日初诊。

初诊 发热 1 个月余,体温 37~37.5℃,夜间尤甚,口干,鼻干,咽干。舌红而干,无苔,脉细数。

病史 近两年常患感冒,周身疼痛,咽痛,口干。2008 年医院诊断为干燥综合征。

辨证 外邪久羁,邪热深伏于阴分,故见夜间发热。吴鞠通云:"夜行阴分而热,日行阳分而凉,邪气深伏阴分可知。"阴精亏虚,津亏失润,故见口鼻干燥。舌红而干,无苔,脉细数为阴虚火旺之象。

治法 养阴退热。

方药 鳖甲 15g,青蒿 15g,地骨皮 20g,丹皮 15g,玄参 20g,生地 20g,石斛 20g,知母 15g,甘草 15g。

7 剂。日 1 剂水煎,早晚分服。

二诊 2009 年 3 月 31 日。服药后好转,偶有低热,手心热,舌红无苔,脉细略数。上方加白薇 15g。7 剂。

三诊 2009 年 4 月 7 日。服药后体温基本正常,口干。舌略红少苔,脉细略数。上方去青蒿,加天花粉 10g,沙参 15g,玉竹 15g。14 剂。

四诊 2009 年 4 月 21 日。热退,口不干,舌苔薄白,自我感觉正常。继服上方 7 剂,以巩固疗效。

按语 《温病条辨》云:"邪气深伏阴分,混处于气血之中,不能纯用养阴,又非壮火,更不得任用苦寒。"应治以养阴退热之法,方用青蒿鳖甲汤加减。方中鳖甲、青蒿共为君药,鳖甲咸寒直入阴分,育阴退热,入络搜邪;青蒿芳香清热透络,《温病条辨》称此二者配伍"有先入后出之妙,青蒿不能直入阴分,有鳖甲领之入也;鳖甲不能独出阳分,有青蒿领之出也"。生地、玄参甘凉,滋阴凉血,清血分之热;知母苦寒,滋阴降火,清气分之热,共为臣药。丹皮泻阴中之伏火,火退则阴自生,《本草纲目》云:"牡丹皮,治手足少阴、厥阴四经血分伏火。"地骨皮甘寒,清虚热,善治潮热骨蒸;石斛甘微寒，滋阴益胃生津，以助滋阴之效，均为佐药。炙甘草调和诸药为使。服药1周后，热大减，但手心热，故加白薇以增强清虚热之力。三诊时，未发热，故去青蒿，加天花粉、沙参、玉竹养胃阴，增后天之源，以固其本。四诊时，无著症，再服7剂以善其后。

病案十五　阴虚发热

许某，女，53岁，2009年3月7日初诊。

初诊　低热1年余，体温37.5℃左右，神疲乏力，右胁疼痛，食少难消，排便不畅，大便干燥，小便黄，面色晦暗无华。舌红，无苔，脉弦细数。

病史　20年前因输血感染丙型肝炎，并发胆囊炎，2008年12月26日行肝血管瘤摘除。

辨证　《景岳全书》曰："阴虚者能发热，此以真阴亏虚，水不制火也。"久病伤阴，肝阴不足，阴虚火旺，故见发热。肝阴不足，肝气不疏，故胁痛、食少。阴精亏虚，津亏失润，故见大便干燥。肝阴不足，失于濡养，故见面色晦暗。舌红，无苔，脉弦细数为阴虚之象。

治法　滋阴退热。

方药　沙参20g，枸杞20g，麦冬15g，生地25g，川楝子15g，当归15g，炒麦芽20g，枳壳15g，石斛20g，牡丹皮15g，地骨皮15g。

7剂。日1剂水煎，早晚分服。

二诊　2009年3月14日。服药后好转，体温基本正常，但仍胁痛，舌微红，苔少。上方加女贞子20g，延胡索15g。14剂。

三诊　2009年3月28日。明显好转，体温正常，偶胁微痛，食欲增，舌不红，苔薄白。上方去地骨皮。14剂。

按语　肝阴不足，阴虚内热，故其人发热、胁痛、便秘。方用一贯煎加减，滋阴退热，疏肝理气。方中重用生地为君，滋补肝肾，养阴凉血。臣以沙参、麦冬、当归、枸杞、石斛，益阴养血而柔肝。炒麦芽、川楝子疏肝理气，使滋阴养血中不阻遏气机，川楝子并能泄热，理气止痛；枳壳行气宽肠，使诸药补而不滞；丹皮、地骨皮清虚热，以上共为佐药。二诊时，加女贞子补肝阴，延胡索行气活血止痛。三诊时，热退身凉，舌不红，可见虚热已清，故去地骨皮，继服14剂巩固疗效。

第二章 咳 嗽 案

病案一 风热犯肺（上呼吸道感染）

金某，女，61岁，2010年4月14日初诊。

初诊 两月前曾行咽喉部异物摘除术，术后仍觉咽中不利，近又咳嗽。痰微黄，量少质黏，胸闷不舒。偶腹胀，纳差。舌红苔薄白，脉弦略数。

病史 高血压病史，BP：165/98mmHg。

辨证 风热均为阳邪，易袭上焦，肺失清肃，气逆于上，而见咳嗽。肺热内盛，炼液成痰，痰黏色黄。肺气不利，气机不畅，故见胸闷不舒。舌红，苔薄白，脉数皆为风热犯肺之象。

治法 疏风宣肺，止咳利咽。

方药 桑叶10g，牛蒡子10g，菊花15g，蜜枇杷叶20g，蜜紫菀15g，白前15g，射干15g，杏仁10g，桔梗15g，枳壳10g，甘草10g。

7剂。日1剂水煎，早晚分服。

二诊 2010年4月21日。服药后咳嗽明显减轻，胸闷腹胀缓解。但舌仍红，苔白，脉弦。上方加川贝母10g。7剂。

三诊 2010年4月28日。咳嗽痊愈，舌不红。予停服。

按语 此病案为咽喉术后而仍咽喉不利。咽喉为肺之门户，一有所伤则影响肺之宣降，故而咽中不舒。近又外感风热，故增咳嗽。治疗当以宣肺散风热为主，忌用苦寒之品，以防邪气留连不解，更不可误用辛温，否则辛温助热，伤及阴液。正如吴鞠通云："风温咳嗽，虽系小病，常见误用辛温重剂销烁肺液，致久嗽成劳者不一而足。"方中桑叶能疏散风热以清肺，故为君药。菊花疏散风热解毒；桔梗宣利肺气，清利咽喉；牛蒡子疏散风热，解毒利咽，共为臣药。白前、蜜紫菀润肺止咳；射干利咽喉，消肿痛；枳壳宽胸理气；杏仁宣肺止咳，共为佐药。甘草调和诸药，与桔梗相配以利咽喉，且清热解毒，为佐使。服药一周后，舌仍红，可见其热偏盛，故加川贝母以清肺化痰，散结消肿。

病案二 温燥伤肺（肺感染）

孙某，女，72岁，2009年9月3日初诊。

初诊 咳嗽半月余，无痰，口干咽燥，偶胸闷不舒，纳差，夜尿频。舌红，苔略黄而干，脉弦略数。

病史 2008年10月医院诊断间质性肺炎，肺纤维化，肺感染，曾住院治疗。

辨证 初秋气燥，起居不慎，感之为病者，多属温燥。《重订通俗伤寒论》曰："久晴无雨，秋阳以曝，感之者多病温燥。"燥热伤肺，耗气伤津，肺失宣降，燥胜则干，故见干咳无痰，口干咽燥。舌红苔略黄而干，脉略数为燥热伤肺之征。

治法 清宣燥热，凉润肺金。

方药 桑叶15g，沙参15g，川贝母15g，蜜枇杷叶20g，蜜紫菀20g，桑白皮15g，麦冬20g，甘草15g。

7剂。日1剂水煎，早晚分服。

二诊 2009年9月10日。咳减，左胁微痛，舌微红，脉弦略数。上方加川楝子15g。7剂。

按语 干咳无痰，口鼻咽干均为温燥伤肺，灼伤津液，肺失清润之象，舌红苔略黄，脉数为温燥之征，故用桑杏汤加减以治之。方中桑叶甘寒，清宣燥热。蜜枇杷叶降气润燥止咳，二药共为君药。麦冬养阴清热，生津润燥；川贝母清热润肺化痰，二药共为臣药。蜜紫菀润肺止咳；沙参补气养阴，润肺止咳；桑白皮甘寒，清肺中燥热，共为佐药。甘草调和诸药，为使药。服药后，温燥去，阴气复，故咳嗽大减。二诊时，见左胁微痛，是为肺气不利，木火刑金之象，故加川楝子以行气止痛，清泄肝火。

病案三 肺热咳嗽（支原体肺炎）

史某，男，4岁，2010年11月25日初诊。

初诊 反复咳嗽1年余，近日加重，午后身热，痰少，咽喉肿痛，鼻流浊涕，纳差，大便略干。舌微红苔白，脉略细数。

病史 支原体肺炎史，曾服用抗生素治疗，但疗效不显。

辨证 肺有伏火郁热，气逆不降，故咳嗽，午后微热。火热炼液为痰，故量少，鼻流浊涕。火热熏灼咽喉，故见咽喉肿痛。舌微红，脉细数均为肺热壅盛之象。

治法 清泻肺热，平喘止咳。

方药 蜜桑白皮6g，地骨皮6g，蜜枇杷叶10g，蜜紫菀6g，桔梗5g，白前5g，牛蒡子6g，甘草5g。

6剂。日1剂水煎，早晚分服。

二诊 2010年12月2日。明显好转，咽不痛，咳大减。上方去牛蒡子。4剂。

病案四 肺热咳嗽（肺感染）

王某，男，53岁，2009年7月7日初诊。

初诊 反复咳嗽5年余，痰黄质黏量多，咽中不利，口干而苦，偶胸闷不舒，自汗，大便质干，2～3日一行。舌红，苔黄腻，脉滑数。

病史 2009年6月胸片示：左肺下部轻度感染。无结核及肺纤维化史。

辨证 痰热壅肺，肺失清肃，肺气郁闭，则气逆咳嗽，《素问注证发微》曰："热者，火也。火乘肺金，故咳嗽自不能已也。"肺热灼津成痰，故痰黄而稠。痰热壅肺，阻塞气机，气行不畅，故胸闷不舒。舌红，苔黄腻，脉滑数为痰热之象。

治法 清热化痰，理气止咳。

方药 瓜蒌15g，胆南星15g，半夏15g，陈皮15g，枳壳15g，黄芩15g，牛蒡子15g，甘草15g，桔梗15g，蜜紫菀20g，蜜枇杷叶20g。

7剂。日1剂水煎，早晚分服。

二诊 2009年7月14日。好转，咳嗽减轻，痰色淡黄。舌红苔黄不腻，脉沉弦略数。上方加射干15g。7剂。

三诊 2009年7月21日。咳大减，痰不黄，舌不红，苔白，脉沉。仍用上方。7剂。

按语 病案三、四均为肺热咳嗽，其中病案三为小儿，且咳嗽年余，午后微热，是为肺有伏火，即稚阴之体，感受外邪，久咳不愈，而邪热久羁。肺失宣肃，气逆不降则发为咳嗽。投以泻白散加减以治之，正如《古今名医方论》曰："夫火热伤气，救肺之治有三：伤寒邪热侮肺，用白虎汤除烦，此治其标；内症虚火烁阴，用生脉散益阴，此治其本；若夫正气不伤，郁火又甚，则泻白散之清肺调中，标本兼治，又补二方之不及也。"方中桑白皮甘寒入肺，泻肺以清肺中郁热，平喘止咳，为君药。地骨皮甘淡而寒，养阴退热，泻肺中伏火，与君药相配，清泻肺火，甘寒而无伤阴之弊；蜜紫菀能润肺下气，化痰止咳，二药共为臣药。桔梗能宣肺止咳；白前、蜜枇杷叶能利气化痰止咳；牛蒡子清热化痰，止咳利咽，且又润肠通便，共为佐药。甘草调和诸药，与桔梗相配，又可清利咽喉，为佐使。诸药相配，甘凉清肺而无苦燥伤阴之弊，利中有宣而无降气伤肺之虞。

病案四虽亦为久咳，但为成年人，且舌红苔黄腻，脉滑数，可见其肺热较盛，故用清热化痰之重剂，方用清气化痰丸加减。方中以胆南星为君，取其味苦性寒，清热化痰，治痰火壅闭，《本草正》谓其治"实痰实火壅闭上焦"。黄芩苦寒，善清肺泻火；瓜蒌清热润肺，理气化痰，二药为臣。枳壳、陈皮理气宽胸，使气顺痰自消，正如《医方集解》载："气有余则为火，液有余则为痰，故治痰者必降其火，治火者必顺其气也。"蜜紫菀、蜜枇杷叶能润肺止咳；半夏能燥湿化痰；牛蒡子能解毒利咽；桔梗能宣肺利咽，以上共为佐药。使以甘草，调和药性。二诊时，咳、痰均减轻，加射干以清热解毒，祛痰利咽。三诊时，咳大减，痰不黄，舌不红，热象不著，继服7剂而愈。

病案五 湿痰咳嗽（慢性阻塞性肺气肿）

李某，女，54岁，2011年12月15日初诊。

初诊 咳嗽多年，冬季加重，痰多色白质稠，胸闷疼痛，气短乏力，体质较瘦弱，左侧上肢麻木，食少，便溏。舌微红苔白腻，脉沉滑。

病史 2005年因子宫肌瘤行子宫全切术，2009年因乳腺癌左侧乳房切除，胸结核病史5年，已除外肺结核。平素喜食生冷之品。

辨证 痰湿蕴肺之咳嗽，病位在肺，根源在脾胃，《证治汇补》曰："脾为生痰之源，肺为贮痰之器。"多因饮食生冷，脾胃受伤，健运失常，酿湿生痰，上渍于肺，壅遏肺气，则咳嗽痰多，色白而稠，胸闷疼痛。脾气虚弱，健运失常，故见气短乏力、食少、便溏。苔白腻，脉滑皆为痰湿之象。

治法 健脾燥湿，理气化痰。

方药 生晒参15g，桔梗15g，瓜蒌15g，陈皮15g，蜜桑白皮15g，半夏15g，茯苓15g，炙甘草15g。

7剂。日1剂水煎，早晚分服。

二诊 2011年12月22日。痰略少，仍咳嗽。上方加蜜枇杷叶20g。14剂。

三诊 2012年1月5日。咳嗽止，痰大减，乏力转轻，舌不红。上方去蜜桑白皮，加地龙 15g。7 剂。

按语 本案病患多年，四年内又经两次大手术，且恋食生冷，致使脾胃受伤，中气亏虚，肺气不足。肺主气，脾主运化，肺脾两虚，湿浊内生，聚而成痰，痰湿壅肺，肺气不利，则发咳嗽痰多，气短乏力，便溏等症。治当益气健脾，理肺化痰止咳，以六君子汤加减治之。方中人参甘温，补益肺脾之气。茯苓甘淡，渗湿健脾，且治生痰之源。半夏辛温性燥，燥湿化痰；陈皮行气化痰，亦为治痰先治气之理。舌微红可见痰湿有化热之势，加用瓜蒌清热祛痰，且可理气宽胸。蜜桑白皮清泻肺热。桔梗宣肺止咳，并能化痰。炙甘草和中益气，调和诸药。二诊时，加蜜枇杷叶以增利肺止咳之功。三诊时，咳止，舌不红，加地龙通经络兼清肺热。

病案六　肺热气逆（慢性咽炎、支气管炎）

邓某，女，25 岁，2010 年 7 月 3 日初诊。

初诊 干咳月余，昼夜频作，咽喉不利而痛，甚则胸中闷痛不适，寐差，大便溏。舌淡红苔薄白，脉略数。

病史 1 个月前曾患外感，诊断为慢性咽炎、支气管炎，静点 1 周抗生素及服药治疗，效果甚微。

辨证 肺主宣降，为清虚之脏。邪气犯肺，肺失清肃，不得宣降而致咳嗽。《灵枢·咳论》曰："肺手太阴之脉，是动则病，肺胀满，膨膨而喘咳。"喉为肺之系，余邪未尽，邪热上蒸咽喉，故见咽中不利而痛。

治法 宣利肺气止咳。

方药 桔梗 15g，白前 15g，牛蒡子 15g，百部 15g，茯苓 15g，陈皮 15g，黄芩 15g，炙甘草 15g，蜜紫菀 20g，蜜枇杷叶 20g。

7 剂。日 1 剂水煎，早晚分服。

二诊 2010 年 7 月 10 日。服上方后咳嗽大减，咽不痛。上方去黄芩。7 剂。

按语 患者因外感后治不得法，余热未尽，宣降失司，肺气不利，故致咳嗽频频。治宜利肺之法，少佐以清热，投以止嗽散加减。方中蜜紫菀甘润苦泄，润肺下气，化痰止咳。《本草正义》谓其"专能开泄肺郁，定咳降逆，宣通窒滞，兼疏肺家气血……所以寒热皆宜"。百部甘润苦降，微温不燥，润肺以止咳，《本草正义》称其"虽曰微温，然润而不燥，且能开泄降气，凡嗽无不宜之"。二药相配，温而不热，润而不寒，善治新久咳嗽，故为君药。白前长于降气止咳，《本草正义》称其"专主肺家，为治咳嗽降气要药"；桔梗善于开宣肺气，《本草求真》称其为"开提肺气之圣药"，二药相配，一宣一降，以复肺之宣降，助君药止咳化痰，共为臣药。蜜枇杷叶降气清肺以止咳；茯苓健脾利湿化痰；陈皮理气宽胸，健脾和胃；余热未尽，故见咽痛，脉数，用黄芩以清余热；牛蒡子以解毒利咽喉，以上共为佐药。甘草调和药性，为使药。服药 1 周后，咳嗽大减，《医学心悟》称止嗽散"既散而咳不止，专用本方，调和肺气"。

第三章 哮喘案

病案一 外寒内热（喘息性支气管炎）

刘某，女，35 岁，2011 年 11 月 3 日初诊。

初诊 哮喘发作 2 月余，发作时伴有哮鸣音。胸闷气急，咳痰微黄质黏，畏恶风寒，遇冷则呼吸气急。舌淡苔白，脉弦滑。

病史 西医诊断为喘息性支气管炎。初起自以为伤风感冒，服清热化痰药不效，继而发为哮喘。

辨证 《诸病源候论》曰："其胸膈痰饮多者，嗽则气动于痰，上搏喉咽之间，痰气相击，随嗽动息，呼呷有声。"痰饮伏肺，肺气不利，故见喉中哮鸣有声，痰多。肺为娇脏，外合皮毛。风寒外袭，则肺失宣降、清肃之性，而气逆作喘。痰饮内停，日久化热，故见痰色微黄。肺气不畅，则胸膈憋闷滞塞。舌淡苔白，脉滑均为痰饮之象。

治法 宣肺化饮，利气平喘。

方药 麻黄 6g，杏仁 15g，桑白皮 15g，射干 15g，蜜紫菀 20g，蜜枇杷叶 20g，陈皮 15g，黄芩 15g。

7 剂。日 1 剂水煎，早晚分服。

二诊 2011 年 11 月 10 日。症状好转，喘止，咽痛，舌淡，苔白尖略黄，脉滑。上方加桔梗 15g，牛蒡子 15g。7 剂。

按语 哮喘上气并伴哮鸣音，咳嗽微黄痰，苔白，实为痰饮内停，日久化热，复感风寒，肺气闭郁而发本病，故投以射干麻黄汤与定喘汤加减。方中麻黄宣肺散风寒，为定喘之要药；杏仁宣利肺气而平喘，二药相配，一宣一降，以复肺之宣肃，故为君药。射干降气化痰并能利咽喉；蜜枇杷叶、蜜紫菀利肺气而止咳化痰；黄芩、桑白皮以清肺热而平喘，共为臣药。佐以陈皮行气化痰，使气顺痰消喘止。服药 1 周后，喘止，但咽喉肿痛，故加牛蒡子清热利咽，桔梗宣肺祛痰，清利咽喉。

病案二 肺气亏虚（支气管哮喘）

吴某，男，83 岁，2011 年 8 月 2 日初诊。

初诊 哮喘 50 余年，近因感冒而加重，气短乏力，动则气喘，甚则不能平卧，咳嗽胸闷，痰白质黏，唇暗，大便干，小便无力，自汗，双手震颤，身体消瘦，自述血压正常。舌暗红，苔白，脉弦滑略数。

病史 冠心病史。

辨证 肺为五脏六腑之华盖。肺主气，司呼吸。肺气亏虚，气失所主，故见气短，甚则气喘而踹坐呼吸，正如《证治准绳》曰："肺虚则少气而喘。"气不化津，痰饮郁肺，故喉中哮鸣有声，痰白不爽，胸中痞闷。肺气虚，卫外失司则自汗。舌红，脉滑略数，可见内有伏火。

治法 补肺益气。

方药 生晒参15g，黄芪35g，桑白皮15g，地骨皮15g，杏仁15g，炙甘草15g，当归15g，陈皮15g。

7剂。日1剂水煎，早晚分服。

二诊 2011年8月9日。喘减，痰仍黏，舌红，脉弦滑。上方加瓜蒌15g。14剂。

三诊 2011年8月23日。明显好转，咳喘均轻，可以平卧，舌淡，脉弦滑。上方去桑白皮、地骨皮，黄芪加5g。14剂。

四诊 2011年9月6日。诸症大减，上方加减继服30余剂，可以散步，上下四层楼而不休息，食眠均可。

按语 体虚久病，肺气亏虚，故以洁古黄芪汤加减治之。方中人参甘温，大补元气；黄芪补表气，实卫气，二药相配，大补一身表里之气，共为君药。肺有伏火，故用桑白皮清肺中郁热，平喘止咳；地骨皮味甘淡性寒，清肺中之伏火，共为臣药。当归能治咳逆上气；杏仁降气平喘；陈皮行气化痰，共为佐药。炙甘草补气润肺止咳，并能调和诸药，为佐使。二诊，加瓜蒌理气宽胸，清肺化痰，止咳平喘。服药3周后，明显好转，肺中伏火已清，故去桑白皮、地骨皮。患者坚持服药2月后，症状基本消失，偶有轻微气短乏力，嘱其每日以黄芪煮水代茶服用。

第四章 鼻 鼽 案

病案一 风寒犯肺（过敏性鼻炎）

姜某，女，56岁，2010年3月25日初诊。

初诊 鼻塞不通10年，鼻痒并流清涕，遇冷或晨起尤甚，头痛，常喷嚏。舌淡，苔薄白，脉缓。

病史 西医诊断为过敏性鼻炎，慢性鼻窦炎。

辨证 《素问·咳论》曰："皮毛者，肺之合也，皮毛先受邪气，邪气以从其合也。"肺主气，外合皮毛，开窍于鼻，风寒外侵，犯及鼻窍，肺气不利，津液停聚，故鼻窍壅塞，喷嚏频作，鼻流清涕。头为诸阳之会，风寒外袭，循经上犯于头，故头痛。舌淡，苔薄白为风寒犯肺之象。

治法 疏散风寒。

方药 藁本15g，防风15g，白芷15g，升麻10g，川芎15g，细辛5g，炙甘草15g，紫苏10g，辛夷10g。

7剂。日1剂水煎，早晚分服。

二诊 2010年4月1日。服上方后显著好转，但咽痛，舌淡红。上方加苦参15g，牛蒡子15g。7剂。

三诊 2010年4月8日。继续好转。以上方加减，调理月余，鼻鼽未再发作。

病案二 风寒犯肺（慢性鼻炎）

胡某，男，7岁，2009年4月4日初诊。

初诊 常鼻塞、喷嚏，咽喉肿痛，微咳。舌淡，苔薄白，脉缓。

病史 西医诊断为慢性鼻炎，曾用喷雾药物治疗，用药后好转，停药后则鼻塞不通。

辨证 风寒犯肺，肺失宣肃，肺气不利，津液停聚，故见鼻塞，喷嚏。《素问·太阴阳明论》曰："伤于风者，上先受之"，风性轻扬，多犯上焦，风邪上受，肺气不宣，故见咳嗽。舌淡，苔薄白为风寒犯肺之象。

治法 疏散风寒。

方药 辛夷5g，防风5g，白芷6g，川芎5g，牛蒡子6g，藁本5g，甘草5g，紫苏5g，丹皮6g，桔梗5g，前胡5g。

7剂。日1剂水煎，早晚分服。

二诊 2009年4月11日。好转，但扁桃体仍肿大疼痛。上方加连翘5g，菊花6g，玄参5g。7剂。

按语 以上两案均为风寒犯肺证。因风寒外袭，犯及鼻窍，肺气不利，津液停聚，故鼻窍壅塞，喷嚏频作，鼻流清涕而发本病，故均以辛夷散加减治之。方中辛夷味辛性温，既能疏风散寒，又能宣通鼻窍，以治鼻目之病，故为君药。藁本、防风、白芷上行疏风除湿而通鼻窍，为臣药。细辛祛风止痛，散寒通窍；紫苏芳香化浊，疏散风寒；川芎行气祛风，散寒止痛，共为佐药。炙甘草调和诸药，为使药。诸药合用能疏散风寒，通利鼻窍。

病案一中，因风邪上犯清窍，故加升麻以清利头目。二诊时，咽痛，风寒有化热之势，故加苦参、牛蒡子以清热利咽。服药两周后，诸症显效。

病案二中，因素有伏火，咽喉肿痛，故去辛温之细辛，加牛蒡子、丹皮以清伏火，利咽喉。肺气不利而见咳嗽，故加桔梗、前胡以宣肺止咳。二诊时，仍咽喉肿痛，此为伏火未尽，加连翘、菊花、玄参以增清热解毒之力。

病案三 气虚感寒（过敏性鼻炎）

杨某，男，40岁，2009年3月5日初诊。

初诊 去年入秋以来常患感冒，喷嚏，流涕，夜间鼻塞，发作时头痛。偶有乏力，饮食稍多即腹泻。舌淡，苔白，脉缓滑。

病史 患过敏性鼻炎1年半。

辨证 患者平素肺脾气虚，故常外感、腹泻。肺气不足，卫气不固，不能温分肉、充皮肤、肥腠理，腠理疏松，风寒之邪乘虚而入，犯及鼻窍，邪正相搏，肺气不通，津液停聚，鼻窍壅塞，遂致喷嚏，流清涕。

治法 补益肺气，祛风散寒。

方药 生晒参15g，紫苏10g，前胡15g，桔梗15g，茯苓20g，焦术15g，炙甘草15g，川芎15g，细辛5g。

7剂。日1剂水煎，早晚分服。

二诊 2009年3月12日。好转。上方加神曲15g。7剂。

按语 本证为体虚之质，外感风寒，邪气乘虚而入，犯及鼻窍，肺气不利，鼻窍不通，故投以参苏饮加减。方中苏叶发散风寒，解肌透表，为君药。前胡、桔梗宣降肺气，化痰止咳；细辛、川芎发散风寒，通利鼻窍，共为臣药。人参补脾益气，以医素虚之体；焦术、茯苓健脾利湿止泻，共为佐药。佐使以甘草，益气和中，调和药性。二诊，症状好转，加神曲以助脾运化。

第五章　胸痹心痛案

病案一　气虚血瘀（冠心病）

林某，男，60岁，2012年11月4日初诊。

初诊　心前区刺痛2年余，劳则加重。胸闷气短，神疲乏力，寐差多梦，自汗。舌淡有瘀斑，苔白，脉弦缓无力。

病史　CT示冠状动脉左前降支远段心肌桥，管腔中度狭窄（75%）。

辨证　气为血之帅，气行则血行，气虚则推动无力，血行迟滞，血脉瘀阻，故发胸痛。劳则耗气，故活动后疼痛加重。胸闷气短、神疲乏力，舌淡，脉无力均为气虚之象。气虚则卫气不固，腠理疏松，故自汗出。舌有瘀斑为瘀血之象。

治法　益气活血。

方药　生晒参15g，黄芪30g，当归15g，川芎15g，丹参20g，三七粉8g（冲），姜黄15g，瓜蒌15g，郁金15g，延胡索15g，枳壳15g，桃仁15g，炙甘草15g。

7剂。日1剂水煎，早晚分服。

二诊　2012年11月11日。胸痛减，寐差。上方加炒酸枣仁20g。7剂。

三诊　2012年11月18日。胸痛大减，胸闷热。上方加丹皮15g，赤芍15g。7剂。

四诊　2012年11月25日。近1周胸不痛，时自汗出。上方加煅龙牡各30g。7剂。

五诊　2012年12月23日。症不著，近2周未发心痛。仍用上方。14剂。

病案二　气虚血瘀（冠心病）

宗某，男，30岁，2011年6月4日初诊。

初诊　心前区疼痛3年余，近一月加重，胸痛彻背，甚则不得平卧，西医建议支架治疗，患者欲中药治疗。气短乏力，心悸，眠差，唇暗，舌淡暗，苔白，脉缓无力。

病史　心电图ST段改变，提示心肌供血不足。造影示前降支管腔阻塞75%。

辨证　心主血脉，气为血之帅，气行则血行，气虚则鼓动无力而致瘀，血脉瘀阻，不通则痛，故见心前区疼痛。心气不足，故见气短乏力。心气亏虚，心失所养，故见心悸、眠差。唇暗、舌暗为瘀血之象，舌淡、脉缓无力为气虚之象。

治法　益气活血。

方药　生晒参15g，黄芪30g，当归15g，川芎15g，丹参20g，姜黄15g，炒酸枣仁20g，柏子仁20g，三七粉8g（冲），五味子15g，炙甘草15g。

7剂。日1剂水煎，早晚分服。

二诊　2011年6月11日。心胸疼痛明显好转，已能平卧，舌仍暗。上方加赤芍15g。14剂。

三诊　2011年6月25日。疼痛基本消失，但动则汗出。上方黄芪加5g。14剂。

四诊 2011年7月9日。近2周心胸疼痛未发，诸症基本消失。仍用上方以巩固疗效。14剂。

按语 上述二案既见气虚之象，又见血瘀之征，为气虚血瘀并重之证，故治以益气活血，方以养心汤加减治之。方中人参、黄芪大补一身表里之气，益气能助血行，故为君药。丹参为臣，活血祛瘀。当归、川芎养血活血，二药相配又称佛手散，此方既能祛瘀不伤正，又能祛瘀生新，亦为臣药。姜黄行气活血止痛；三七散瘀定痛，共为佐药。炙甘草既能助君药补气，又能调和诸药，故为佐使。在病案一中，舌见瘀斑，可见瘀血较重，故加桃仁以活血祛瘀；气行则血行，故加姜黄、延胡索既能活血，又能行气止痛；症见胸闷，乃气滞使焉，故加瓜蒌、枳壳理气宽胸，行胸膈滞气，且令血随气行。二诊时，加酸枣仁以养心安神。三诊时，因瘀久化热，故见胸中闷热，加丹皮、赤芍以凉血活血，并能清虚热。四诊时，表气仍虚，卫外不固，故自汗出，加煅龙牡以收涩敛汗，并能重镇安神。服药1月后，气虚得补，瘀血渐消，诸症不著，坚持服药2周，以巩固疗效。病案二中，因心气亏虚，瘀血内停，心失所养，故见心悸、失眠。加炒酸枣仁、柏子仁以养心安神；五味子既补五脏之气，又能收敛欲散之气，有补而不失之妙。服药1周后，心胸疼痛大减并已能平卧，但舌仍暗，故加赤芍以除血痹，散恶血。三诊时，诸症基本消失，但见动则汗出，故增黄芪用量以益气固表。

病案三 气阴两虚（心肌炎）

邓某，女，7岁，2013年5月16日初诊。

初诊 常觉心悸，气短乏力，偶心胸疼痛，寐差，口干欲饮，体略瘦。舌淡，少苔，脉略细数。

病史 2011年6月曾患心肌炎。2013年5月9日检查：肌酸激酶221.30U/L，心电图：心肌供血不足，心律不齐，ST段压低，T波高尖。

辨证 素体虚弱，病后调理不当，耗伤气阴。气阴两虚，心失所养，故见气短乏力，心悸，胸痛，口干，体瘦等症。舌淡为气虚，舌上少苔，脉略细数均为阴虚之象。

治法 益气养阴。

方药 生晒参8g，麦冬10g，五味子5g，炒酸枣仁10g，柏子仁10g，丹参8g，炙甘草6g，女贞子10g，当归6g。

7剂。日1剂水煎，早晚分服。

二诊 2013年5月23日。好转，但脉仍略数。上方加蜜远志3g。7剂。

三诊 2013年5月30日。好转，苔薄白，脉不数。继用上方。14剂。

四诊 2013年6月13日。诸症不著。仍用上方。14剂。

病案四 气阴两虚（冠心病，劳累性稳定型心绞痛）

王某，女，62岁，2009年3月10日初诊。

初诊 心前区疼痛4年余，劳累后加重，西医建议作支架，患者欲中药治疗。胸闷气短，动则微喘，心悸，心率加速，寐差，口干，自汗盗汗，面色无华。舌红无苔，脉沉数无力。

病史 2005年诊断为冠心病，二尖瓣狭窄，冠状动脉造影示前降支狭窄（70%）。心电图示：ST 段改变，T 波倒置，心肌供血不足。

辨证 《素问·阴阳应象大论》云："年四十，而阴气自半也。"素体阴虚，久病则耗气伤阴，气阴两虚，气虚则无以行血，血行不畅则血瘀。劳则耗气，故劳累后心痛加重。心阴亏虚，心失所养，故见心悸。阴虚则阳不内守，虚阳外浮则汗出。虚火上扰心神则寐差。气阴不足，不能上荣头面，故见面色无华。阴津亏少，故见口干。舌红无苔，脉沉数无力为气阴两虚之象。

治法 益气养阴。

方药 生晒参 15g，麦冬 20g，五味子 15g，黄芪 30g，丹参 20g，当归 15g，炒酸枣仁 20g，柏子仁 20g，赤芍 15g，郁金 15g，炙甘草 15g，瓜蒌 15g。

7 剂。日 1 剂水煎，早晚分服。

二诊 2009 年 3 月 17 日。胸闷、心痛减轻，但仍眠差、口干，便微溏，舌仍红，苔少。上方去瓜蒌，加玉竹 15g，石斛 20g。7 剂。

三诊 2009 年 3 月 24 日。好转，睡眠可，但舌仍少苔而干。上方加沙参 20g。7 剂。

四诊 2009 年 3 月 31 日。心痛大减，寐可，但咽干。上方加百合 15g。14 剂。

五诊 2009 年 4 月 14 日。胸已不闷，心痛已 2 周未发，舌微红，苔仍略少。上方加桑椹 20g。14 剂。

六诊 2009 年 5 月 5 日。复查心电图示：ST 段略下移，T 波低平。嘱自行调服生脉散冲剂，以善其后。

按语 上述两案均为气阴两虚证，故治以益气养阴法，以生脉散加减化裁。方中重用人参为君药，大补元气。麦冬滋养心阴，《本草汇言》称其"主心气不足，惊悸怔忡，健忘恍惚，精神失守"，为臣药，君臣相配，补气生阴。五味子补五脏之气，具酸收之性，与君药相配则敛欲耗之气，与臣药相配则收欲竭之阴，三药合用，一补一润一敛，可使气阴迅复。心主血脉，气虚则推动无力而生瘀血，故以当归养血活血，丹参祛瘀生新，两药相配，祛瘀不伤血；酸枣仁、柏子仁养心安神，诸药共为佐药。炙甘草既助君药益心气，又可调和诸药，故为佐使。在病案三中，加女贞子滋养心肾，以顾稚阴之体。二诊时，因寐差，故加蜜远志，以宁心安神。在病案四中，气短较甚，故重用黄芪以补气，与人参、炙甘草相配，大补一身上下内外之气。其舌暗为瘀血之象，用赤芍、郁金配伍丹参以活血祛瘀，瓜蒌理气宽胸。二诊时因见大便微溏，故去瓜蒌以防滑肠。二、三、四诊时，苔仍少而干、咽干，故加玉竹、石斛、沙参、百合滋阴生津润燥。五诊时已明显好转，但舌仍少苔，故加桑椹以滋阴生津。六诊时，症已不著，故嘱服生脉散冲剂和养阴之食品，如梨、桑椹、莲藕等以善后。

病案五 气滞痰郁（冠心病）

吕某，女，64 岁，2012 年 4 月 24 日。

初诊 胸闷气短 4 年余，胸痛彻背，常须含服硝酸甘油，饮食不慎则有胃气上冲而噫气频作，纳少，眠差。舌淡，苔白腻略厚，脉滑。

病史 平素喜食肥甘之物。糖尿病 5 年，现注射胰岛素，血糖基本正常。Holter 示：窦性心律，偶发室上性早搏，偶呈成对，短阵室上速 1 次。

辨证 肥甘失节，脾胃受伤，运化失司，聚湿成痰；胃失和降则气上逆，痰气互结，气壅痰阻，壅于胸脘，故见胸闷、胸痛彻背，噫气频作。胃不和则卧不安，故见眠差。苔白腻略厚，脉滑均为气滞痰郁之征。

治法 理气宽胸，化痰散结。

方药 瓜蒌15g，半夏15g，枳壳15g，陈皮15g，砂仁15g，郁金15g，茯苓20g，杏仁15g，炙甘草15g。

7剂。日1剂水煎，早晚分服。

二诊 2012年5月8日。好转，但胃胀。加木香10g，厚朴15g。7剂。

三诊 2013年5月15日。服药后明显好转，胸不闷痛，苔薄白，但寐略差。上方加炒酸枣仁20g，柏子仁20g。14剂。

病案六　气滞血瘀（冠心病，不稳定型心绞痛）

马某，男，62岁，2012年5月6日初诊。

初诊 胸中刺痛彻背2年余，痛有定处，时发时止，每于食后及恚怒而发，伴有胸闷，胁痛，胃脘胀痛，呕恶，噫气，寐可。舌暗有瘀点，苔白，脉弦。

病史 心电图示：ST段改变，提示心肌供血不足。

辨证 情志恚怒，上焦气滞，气机不畅。气为血之帅，气行则血行，气滞则血凝，不通则痛，故见胸中刺痛彻背，痛有定处，胸闷。舌暗有瘀点，脉弦为气滞血瘀之象。

治法 理气宽胸，活血祛瘀。

方药 瓜蒌15g，半夏15g，陈皮15g，枳壳15g，郁金15g，丹参20g，川芎15g，赤芍15g，炙甘草15g，延胡索15g。

7剂。日1剂水煎，早晚分服。

二诊 2013年5月13日。服药后明显好转，胸痛止，但偶有胁脘胀痛。上方加砂仁15g，青皮10g。7剂。

三诊 2013年5月20日。诸症消失。继用上方以巩固疗效。14剂。

按语 情志不畅，气机郁滞，气滞则血行不畅，而致瘀血。气滞与瘀血同时并见，治疗时须分清二者之轻重缓急，细心辨证，恰当用药。本证为气滞血瘀并重，其胸中刺痛，痛有定处，心痛彻背，舌暗有瘀点，均为血瘀之候。同时，伴有胸闷、脘胀、呕恶、噫气，皆为气郁之征。故宜行气活血并施。

病案五以气滞为主，又嗜食肥甘，苔腻略厚，当为痰湿，故治投以瓜蒌薤白半夏汤合茯苓杏仁甘草汤加枳壳、陈皮、砂仁、郁金等诸多行气之品。方中瓜蒌行气宽胸，化痰散结，《名医别录》云其"主胸痹"，故为君药。枳壳、砂仁为臣药，枳壳理气宽胸，砂仁理气和胃。佐以半夏、茯苓、陈皮理脾和胃而除痞；杏仁宽利胸中肺气，且助理气宽胸；郁金行气止痛。炙甘草和诸药，为使药。二诊时，胃胀不舒，加木香、厚朴以除中焦气滞而消胀。三诊时，胸痛已除，苔薄白，可知气滞已通，湿浊已去，但眠略差，故加酸枣仁、柏子仁以养心安神。病案六为典型的气滞血瘀，气滞血瘀并重之证，故治以行气与活血兼顾。方中用瓜蒌、半夏、枳壳、陈皮行滞气，和胃气，除胸膈逆气。丹参、川芎、延胡索、赤芍、郁金活血祛瘀，兼行气止痛。诸药相配，行气活血，气血同调。服药1周后，胸痛即止，因仍有胁脘胀痛，故加砂仁、青皮疏肝行气。三诊时诸症消失。

病案七　心阳不足（冠心病，心动过缓）

王某，女，68 岁，2009 年 5 月 21 日初诊。

初诊　冠心病多年，现胸闷气短，偶左胸疼痛，畏寒，四肢不温，乏力。舌淡略暗，苔白，脉沉无力略迟。

病史　冠心病病史，自述心电图示：ST 段改变，心动过缓。

辨证　胸痹多年，气虚日久，心阳不足，胸阳不振，血行瘀滞，不通则痛，故见胸闷气短，左胸疼痛。阳气虚衰，故见畏寒肢凉，乏力。舌淡，苔白，脉略迟，均为心阳不足之征。

治法　益气温阳，活血通络。

方药　生晒参 15g，黄芪 25g，桂枝 15g，附子 10g，川芎 15g，薤白 15g，赤芍 15g，炙甘草 15g，当归 15g，姜黄 15g，丹参 15g。

14 剂。日 1 剂水煎，早晚分服。

二诊　2009 年 6 月 4 日。好转，但仍乏力，胃胀。上方黄芪加 5g，加砂仁 15g。14 剂。

三诊　2009 年 6 月 18 日。好转，胃转舒，偶胸中微闷。仍用上方。14 剂。

四诊　2009 年 7 月 2 日。症状消失，手足转温。上方附子减 4g。14 剂。

按语　《医门法律》载："胸痹心痛，然总因阳虚，故阴得乘之。"胸痹日久，心阳不足，胸阳不振，血行不畅，故治宜温阳益气兼以活血通络，方以参附汤加减治之。方中人参大补元气；附子大辛大热，善温补元阳，《本草备要》称其"大热纯阳。其性浮而不沉，其用走而不守，通行十二经，无所不至。能引补气药以复散失之元阳"。二药相配，名参附汤，善温补阳气，使阳能化气，气能升阳，使肾阳上通于心，心中阳气大振，故《三朝名医方论》云："参附可壮元神"，共为君药。黄芪助人参补气；桂枝善温通经脉，通阳化气，能助附子温补肾气，温阳气通血脉；薤白味辛性温，理气宽胸，通阳散结，共为臣药。赤芍、丹参活血祛瘀；当归养血和血，使之活血不伤血；川芎、姜黄均能行气活血止痛，共为佐药。使以甘草调和药性。诸药相配，益气助阳，温通气血。阳气足，胸阳振，胸痹愈。二诊时，仍气短，究其药证，乃补气之力不足，故增加黄芪用量。因阳气不足，气机不畅，故见胃胀，加砂仁以行气温中醒脾。服药 6 周后，诸症基本消失，恐附子久服过燥，故减其用量，并嘱服药 2 周，以巩固疗效。

病案八　心气不足（扩张型心肌病）

陈某，女，52 岁，2009 年 11 月 24 日初诊。

初诊　胸闷气短多年，动则气喘，乏力，劳动则心胸疼痛，心中动悸，寐差多梦。月经基本正常。舌淡，苔薄白，脉弦细缓无力。

病史　2009 年 5 月 12 日检查，动态心电图示：窦性心律，偶发室上性期前收缩（36 个/24h），短阵性房性心动过速（11 次/24h），ST-T 明显改变。长期从事体力劳动工作。

辨证　《素问·生气通天论》云："阳气者，烦劳则张。"劳役过度，耗伤正气，劳则耗气，故见气短、乏力，动则气短尤甚。心气虚弱，心神失养，故见寐差多梦、心悸。气虚日甚，心失所养，不荣则痛，故见劳则心胸作痛。舌淡，脉细缓无力，为气虚之象。

治法 益气养心。

方药 生晒参15g，黄芪30g，炙甘草15g，酸枣仁20g，柏子仁20g，当归15g，川芎15g，茯苓20g，煅龙骨30g，煅牡蛎30g，五味子15g，丹参15g，焦术15g。

7剂。日1剂水煎，早晚分服。

二诊 2009年12月1日。好转，但仍寐差多梦。上方加蜜远志10g。7剂。

三诊 2009年12月8日。近日因搬家劳累，故又气短乏力，脉偶结。上方黄芪加5g。14剂。

四诊 2009年12月22日。气短减轻，心胸时有微痛，偶自汗。上方黄芪再加5g。14剂。

五诊 2010年1月5日。明显好转，心痛未发，脉缓不结。继用上方。14剂。

按语 《灵枢·邪客》曰："心者，五脏六腑之大主也，精神之所舍也。"劳累太过，耗伤心气，心气虚弱，心失所养，不荣则痛而发本病。治宜益气养心之法，以养心汤加减治之。方中人参大补元气，《本草经疏》称其能"回阳气于垂绝，却虚邪于俄顷"。黄芪补中益气，固表实卫。张锡纯称黄芪"能补气，兼能升气，善治胸中大气下陷……为其补气之功最优，故推为补药之长，而名之曰耆也。"二药共为君药。五味子补五脏之气，李东垣称其"补元气不足，收耗散之气"；白术健脾益气，助君药以增强补气之功，二者为臣药。当归养血和血，血为气之舍，使气有所附，使之补而不失；酸枣仁、柏子仁、茯苓以养心安神；龙骨、牡蛎既能重镇安神，又能收敛心神，《注解伤寒论》曰："龙骨、牡蛎、铅丹，收敛神气而镇惊。"心主血，气虚则血行无力而生瘀，故用丹参活血祛瘀，养血安神；川芎为血中气药，行气活血，既能祛瘀生新，又能使之补而不滞。共为佐药。炙甘草调和诸药，与君药相配，又能补中益气，《医宗金鉴》称三药为保元汤，有保护元气之意，并有"芪外参内草中央"之妙用。黄芪偏于补表气，人参偏于补中气，甘草补气调和于参、芪之间，故三药合用能大补一身上下表里之气。二诊时，加蜜远志交通心肾，增强宁心安神之功。《本草正》曰："远志，功专心肾，故可镇心止惊，辟邪安梦，壮阳益精，强志助力。以其气升，故同人参、甘草、枣仁，极能举陷摄精，交接水火。"三诊时，因劳累耗气，气虚未复，鼓动无力，脉来不能自续，而见结脉，故增加黄芪用量以补气。四诊时，自汗出，故再加黄芪以增固表止汗之力。

病案九 心血瘀阻（冠心病，冠状动脉狭窄，二尖瓣闭锁不全）

韩某，男，52岁，2010年9月6日初诊。

初诊 发作性心前区疼痛2年，近日加重，持续时间延长，夜间多发，含服硝酸甘油疼痛缓解不明显。气短，面色晦暗，唇暗，睡眠可，二便可。舌暗有瘀斑，苔白，脉弦。

病史 一年前曾做心脏支架2个，当时疼痛缓解。近日无任何原因而发心绞痛。

辨证 心主血脉，心血瘀阻，络脉不通，不通则痛，故心前区疼痛，痛处不移。血属阴，夜亦属阴，故入夜尤甚。瘀血阻塞，血不能上荣头面，故面色晦暗。舌暗有瘀斑为瘀血内停之象。

治法 活血化瘀，通络止痛。

方药 当归15g，川芎15g，桃仁15g，红花15g，赤芍15g，三七粉8g（冲），桔梗

15g，丹参 20g，郁金 15g，炙甘草 15g。

7 剂。日 1 剂水煎，早晚分服。

二诊 2010 年 9 月 13 日。好转，疼痛转轻，近两天发作次数明显减少，但偶觉胸闷。上方加瓜蒌 15g。7 剂。

三诊 2010 年 9 月 20 日。好转，偶发心痛极轻，但气短乏力。上方加黄芪 30g。14 剂。

按语 《素问·脉要精微论》曰："夫脉者，血之府也……涩则心痛。"本证病因很多，如情志不舒，气机不畅，气滞血瘀；饮食不节，饮酒无度，内生痰湿，阻碍气血运行而生瘀血；寒邪内侵，胸阳不振，寒凝气滞，血得寒则凝，血脉瘀阻；久病体虚，气虚则不能行血，气虚血瘀等。临证时必须全面考虑瘀血的成因，不能只求速效而单用祛瘀活血，病因不去瘀血仍生，越治越坏。本案以瘀血为主，虚证不彰，故以活血化瘀为治疗法则，方以桃红四物汤加减治之。方中丹参善入心经，活血止痛，祛瘀生新，《本草汇言》称其："善治血分，去滞生新，为调经顺脉之药也"，故为君药；桃仁、红花行血破瘀，活血通经；三七善散瘀定痛，三药共为臣药。赤芍除血痹、散恶血；川芎行气活血；郁金为血中气药，活血止痛，行气解郁，气行则血行；当归养血活血，使诸药祛瘀而不伤血；桔梗载药上行，以入胸中，五药共为佐药。炙甘草调和诸药为使。二诊时，因胸闷，故加瓜蒌以理气宽胸。服药两周后，瘀血渐去，虚证渐显，见气短乏力，故加黄芪以补气。

病案十 气机郁滞

李某，男，58 岁，2012 年 4 月 22 日初诊。

初诊 左胸疼痛 5 年余，恚怒后加重，胸闷气短，善太息，偶心悸，寐可。舌略暗红，苔白，脉弦有力。

病史 平素工作压力大，郁闷恚怒，血压 150/90mmHg。心电图未见异常。

辨证 大气积于胸中，贯心脉而行呼吸。情志郁怒，气滞胸中，不通则痛，故见胸闷心痛、善太息。气滞胸中，气血运行不畅，心神失养，故见心悸。苔白，脉弦有力为气滞之征。

治法 理气宽胸。

方药 瓜蒌 15g，薤白 15g，半夏 15g，陈皮 15g，郁金 15g，枳壳 15g，川芎 15g，姜黄 15g，炙甘草 15g。

7 剂。日 1 剂水煎，早晚分服。

二诊 2012 年 4 月 29 日。胸痛止，但仍心悬悸。上方加生龙骨 35g，生牡蛎 35g。7 剂。

三诊 2012 年 5 月 6 日。服药后，明显好转。继服上方。7 剂。

按语 《杂病源流犀烛》云："葛言乎心痛由七情也。经云：喜则气散，怒则气上，忧则气沉，思则气结，悲则气消，恐则气下，惊则气乱，除喜之气能散外，余皆足令心气郁结而为痛也。"情绪急躁，情志不遂，气机郁滞，久而成胸痹，故以理气宽胸为治疗大法，投以瓜蒌薤白半夏汤合橘枳姜汤加减以治之。方中以瓜蒌为君，理气宽胸，治胸中气滞，并能化痰散结，《本草思辨录》云："瓜蒌实之长，在导浊下行，故结胸胸痹，非此不可。"薤白通阳散结，行气止痛，《长沙解药》称其："辛温通畅，善散壅滞"；半夏行气散结，降逆化痰，成无己曰："半夏之辛，以散逆气结气"，二药共为臣药。陈皮、枳壳行气宽中，助君药理胸中滞气。气为血为帅，气滞则血凝，故以川芎行气活血；郁金、姜黄行气解郁活血，治胸胃膈痛，共为佐药。炙甘草调和诸药，为使药。诸药相配以奏宽胸理气，解郁散结之功。二诊时因见心悬悸，故重用生龙牡以重镇安神。又服7剂后，诸症消失。

病案十一　气虚停郁（冠心病，心绞痛）

潘某，女，49岁，2012年10月16日初诊。

初诊　胸痛彻背1年，夜间尤甚。胸闷气短，乏力，心悸悬，余可。舌淡，苔薄白，脉弦缓略无力。

病史　心电图：窦性心律，ST段轻度改变。

辨证　心气不足，故见胸闷气短，乏力。心气虚弱，心失所养，故见眠差，心中悬悸。气虚则治节无权，气机郁滞，胸中气滞，不通则痛，故见心痛彻背。舌淡，苔薄白，脉弦缓略无力为气虚气滞之征。

治法　益气养心，理气宽胸。

方药　生晒参10g，黄芪30g，瓜蒌15g，薤白15g，半夏15g，郁金15g，延胡索15g，当归15g，川芎15g，炙甘草15g，砂仁15g，乌药15g。

7剂。日1剂水煎，早晚分服。

二诊　2012年10月23日。服药后胸中闷痛明显减轻，但仍心悸。上方加炒酸枣仁20g，蜜远志10g。7剂。

三诊　2012年10月30日。服药后显著好转，心悸大减，胸痛未发。继用上方。14剂。

按语　本证多由气虚发展而成。气虚则治节无权，升降失司，气机郁滞，胸中气滞，虚中夹实而发本病，故治以益气开郁之法，方用保元汤合瓜蒌薤白半夏汤加减。方中人参、黄芪共为君药，人参大补元气，黄芪补气升阳。瓜蒌行气宽胸，化痰散结；薤白行气散结；乌药、砂仁行气止痛，共为臣药。郁金、延胡索、川芎理气活血，散瘀止痛；当归养血和血；半夏降逆化痰散结，均为佐药。甘草益气调药，为佐使。二诊时，明显好转，加炒酸枣仁、蜜远志宁心安神以止心悸。

第六章 不 寐 案

病案一 痰热内扰

谢某，女，50岁，2012年10月12日初诊。

初诊 寐差2年余，每晚服艾司唑仑已近1年，夜间睡眠4小时，多梦，心悸，偶胃胀痛，口干，项强，耳鸣。舌微红，苔微黄，脉弦滑。

病史 体胖，颈椎病史。

辨证 朱丹溪曰："肥白人多痰湿"，素体痰湿壅盛，中焦气机不通，不通则痛，故见胃胀痛。痰湿内盛，郁久化热，上扰心神，心神不安，故见寐差多梦、心悸。痰湿中阻，清阳不升，浊阴不降，湿浊上蒙清窍，故见耳鸣。舌微红，苔微黄，脉弦滑为痰热内盛之象。

治法 涤痰清热，养心安神。

方药 竹茹15g，半夏15g，陈皮15g，茯苓20g，枳实15g，炒酸枣仁20g，柏子仁20g，煅龙骨40g，煅牡蛎40g，夜交藤25g，合欢花20g，炙甘草15g，蜜远志10g。

14剂。日1剂水煎，早晚分服。

二诊 2012年10月26日。好转，每晚能睡6小时，可不服用艾司唑仑。上方加珍珠母15g。14剂。

病案二 痰热内扰

张某，男，40岁，2010年4月1日初诊。

初诊 不寐5年余，甚则彻夜难眠，近日睡眠每天约3小时，多梦，心烦易怒，偶脘痞，食可，小便黄，大便正常。舌红苔黄厚腻，脉弦数。

病史 平素嗜酒及肥甘厚味之品，肝功转氨酶略高，无肝炎病史。

辨证 脾主运化，胃司受纳，为水谷之海，为仓廪之官。平素喜食肥甘厚味之品，饮食不节，脾胃受伤，运化失司，积湿生痰，壅阻中焦。酒为辛热之品，助湿生热，嗜酒无度，痰热互结，上扰心神，心神不安，故见不寐、心烦。痰湿壅遏于中，气机不畅，故见脘痞。舌红苔黄厚腻，脉弦数为痰热内扰之征。

治法 涤痰清热，养心安神。

方药 黄连10g，竹茹15g，半夏15g，陈皮15g，茯苓20g，枳实15g，蜜远志10g，炒酸枣仁20g，柏子仁20g，炙甘草15g，煅龙骨30g，煅牡蛎30g。

7剂。日1剂水煎，早晚分服。

二诊 2010年4月8日。服上方后，睡眠好转，舌不红，苔白，脉弦略数。上方黄连减4g。7剂。

三诊 2010 年 4 月 15 日。服上方后，能睡 7 小时，睡眠质量明显改善。上方加五味子 10g。7 剂。

按语 《景岳全书》引徐东皋曰："痰火扰乱，心神不宁，思虑过伤，火炽痰郁而致不眠者多矣。"以上两例不寐均为痰热内扰所致，故治以清热化痰，养心安神之法，均以温胆汤加减治之。方中半夏为君药，辛温性燥，燥湿化痰，降逆和胃。《灵枢·邪客》云："五谷入于胃也，其糟粕、津液、宗气分为三隧……饮以半夏一剂，阴阳已通，其卧立至。"饮食失节，胃气失和，则令人不寐。半夏能和胃气，使浊阴得降，脾阳得升，则卫气得以入阴，阴阳和，其卧立至。竹茹味甘性微寒，清热化痰除烦；枳实破气消积，化痰除痞。治痰先治气，气顺痰自消，行气能增强半夏化痰之功，二药共为臣药。陈皮理气燥湿；茯苓健脾利湿，使湿祛脾旺，痰无所生，茯苓并能养心安神，《神农本草经》云其主"忧恚惊邪恐悸……久服安魂养神"；酸枣仁、柏子仁补益心气，养血安神；龙骨、牡蛎镇心安神，共为佐药。炙甘草调和诸药，故为使药。病案一中，心悸、寐差并见，故重用镇心安神之品，加夜交藤以养心安神，合欢花以安神解郁，珍珠母以镇心安神，养心与重镇并用。病案二中，其人舌红，苔黄厚腻，脉数，可知其热较重，故投以黄连温胆汤治之。黄连苦寒，苦能燥湿，寒能清热，泻火除烦。二诊时，舌不红、苔不黄，可见其热势已减，故黄连减量，以防苦寒太过。三诊时，加五味子以宁心安神，培其根本。服药 3 周后，痰热已去，心神得安，故睡眠基本恢复正常。

病案三　心虚胆怯

王某，女，35 岁，2009 年 5 月 7 日初诊。

初诊 眠差多梦 4 月余，胆怯易惊，常有畏惧感，不能独处，腰酸痛，脱发，月经正常。舌淡，苔薄白，脉弦略细。

病史 患缺铁性贫血 10 年。

辨证 《素问·灵兰秘典论》曰："肝者，将军之官，谋虑出焉。胆者，中正之官，决断出焉。"又曰："肝者，罢极之本，魂之居也。"肝血不足，魂无所居，故见寐差多梦。胆虚气怯，故见畏惧不能独处。乙癸同源，肝藏血，肾藏精，肝血不足，血不化精，肾精不足，故见腰酸、脱发。舌淡，脉弦略细为肝血虚之象。

治法 补肝养心，安神定魂。

方药 熟地 20g，炒酸枣仁 20g，柏子仁 20g，枸杞 20g，五味子 15g，茯苓 25g，煅龙骨 30g，煅牡蛎 30g，黑芝麻 25g，炙甘草 15g，生晒参 15g，陈皮 15g。

7 剂。日 1 剂水煎，早晚分服。

二诊 2009 年 5 月 14 日。好转，但时有颜面潮热。上方加丹皮 15g。7 剂。

三诊 2009 年 5 月 21 日。好转，腰微痛。上方加山茱萸 20g。14 剂。

四诊 2009 年 6 月 4 日。睡眠佳，每夜睡眠 7 小时以上，发不脱。继用上方。14 剂。

病案四　心虚胆怯，脾胃失和

田某，女，38 岁，2009 年 7 月 4 日初诊。

初诊 寐差5年，多梦，气短乏力，胆怯易惊，时头晕恶心，嗳气，下肢微肿。偶月经后期，量少，色暗有血块，伴腰痛。舌淡，苔白略腻，脉弦无力。

病史 平素善惊易恐，喜食肥甘厚味。

辨证 《沈氏尊生书》曰："心胆俱怯，触事易惊，梦多不详，虚烦不眠。"心胆素虚，心虚则心神不安，寐差多梦；胆怯则善惊易恐。素喜肥甘，脾运不及，湿浊内生，故见气短乏力，头眩，下肢微肿。胃气不和，胃气上逆则见呕恶，嗳气。气短乏力，舌淡为气虚之象。

治法 益气和胃安神。

方药 半夏15g，陈皮15g，茯苓25g，炒酸枣仁20g，柏子仁20g，煅龙牡各30g，蜜远志10g，炙甘草15g，生晒参15g。

7剂。日1剂水煎，早晚分服。

二诊 2009年7月11日。睡眠好转，但仍嗳气，食少。上方加砂仁10g。7剂。

三诊 2009年7月18日。睡眠质量明显改善，嗳气止，胃转舒。仍用上方。7剂。

按语 以上两则病案均为心胆虚怯之证。《素问·灵兰秘典论》云："心者君主之官，神明出焉……胆者中正之官，决断出焉"，故心病则心神不安，神不守舍，每见心悸、失眠、怔忡、健忘、惊悸等症。胆病则决断无权，失于疏泄，当见胆怯易惊、失眠多梦、恐惧不安、烦闷不宁等症。病案三纯属虚证，故用仁熟散加减以治之。《医学入门》称本方专治"胆虚，常多畏恐，不能独卧"。方中熟地甘温，养血补肝，《药品化义》称其"主温胆，能益心血……养心神，宁魂魄"，《本草正》云其"阴虚而神散者，非熟地之守不足以聚之。"人参大补元气，宁神益智，与熟地配伍则有气血双补之用，阳生阴长，气旺血生，共为君药。柏子仁补心气，养心血，安心神；酸枣仁养心血，益肝血，宁心安神，二者为臣药。枸杞甘润，助熟地以滋补肝肾；陈皮理气，补而不滞；龙骨、牡蛎镇惊安神；茯苓、五味子宁心安神，收敛欲散之神；黑芝麻补益精血，并能乌发，以上共为佐药。炙甘草调和诸药，为使药。二诊时，因颜面时有潮热，故加丹皮清热以治无汗骨蒸。三诊时，仍腰痛，乃肾精不足所致，故加山茱萸补益肝肾。服药4周后，精血充盈，血足魂藏，胆不虚怯，恐畏不生，其寐自安。

病案四，因饮食失节，脾胃不和，为虚实夹杂之证。若纯补其虚，则湿浊更盛；若纯攻其邪，则心胆更虚。故宜益气和胃安神之法，投以十味温胆汤加减治之。《成方便读》载："胆虚痰扰，惊悸不眠，因虚而得，以致梦遗惊惕，虚多邪少之象，恐一于除痰，则虚者益虚，其病益盛。"方中人参为君药，大补元气，益气安神，《药性论》云其"主五脏气不足，五劳七伤，虚损羸瘦"。半夏、陈皮降逆和胃，为臣药。茯苓宁心安神，健脾利湿；炒酸枣仁、柏子仁养心安神；蜜远志益心气，交通心肾，宁心安神；龙骨、牡蛎镇心安神，共为佐药。炙甘草助君药补中气，并能调和诸药，故为佐使。二诊时，睡眠好转，但仍嗳气，食少，故加砂仁以理气和胃。

病案五　气血亏虚

马某，女，36岁，2010年3月2日初诊。

初诊 寐差半月余，梦多易醒，夜间睡眠不足4小时，乏力，心悸，体瘦，面色无华。舌淡，苔薄白，脉沉无力。

病史 素体较弱，二年前曾患漏下，经中药治疗后好转，但近半年常经期延长，淋漓不断，每次 10 余日方尽。

辨证 心藏神，主血。漏下日久，经血过多，气随血脱，气血两虚，血不养心，心神失养，故眠差多梦、心悸。《景岳全书》云："无邪而不寐者，必营血不足也，营主血，血虚则无以养心，心虚则神不守舍。"气血两虚，故见面色无华，体瘦乏力。气为血之帅，血为气之舍，气虚则统摄无权，则漏下或经期延长，淋漓不尽。舌淡，脉沉无力为气血两虚之象。

治法 补气养血，养心安神

方药 生晒参 15g，黄芪 30g，当归 15g，炒酸枣仁 20g，柏子仁 20g，煅龙骨 30g，煅牡蛎 30g，茯神 20g，蜜远志 10g，五味子 15g，山萸肉 20g，炙甘草 15g。

7 剂。日 1 剂水煎，早晚分服。

二诊 2010 年 3 月 9 日。诸症好转，仍用上方。7 剂。

三诊 2010 年 3 月 16 日。月经过期 2 日未至。上方去龙骨、牡蛎，加益母草 15g，香附 20g。7 剂。

四诊 2010 年 3 月 23 日。16 日经至，6 日后经止。睡眠已明显改善，夜间能睡 7 小时左右。上方去益母草。7 剂。

按语 素体较弱，又患漏下多日，而成气血两虚之证。治以益气养血，气血双补之法，投以养心汤加减。方中重用人参、黄芪，大补一身之气，人参偏于补中气，黄芪偏于补表气，共为君药。当归味甘辛性温，养血和营，血为气之舍，使气有所依附；五味子补五脏之气，山茱萸补肝肾、固精血，二者味酸，能收敛气血，有补之不失之意，三药为臣。酸枣仁、柏子仁养心安神；蜜远志交通心肾，水火既济以安神；茯神宁心安神；龙骨、牡蛎重镇安神，煅后其性收涩，收敛固涩以止血，以上共为佐药。炙甘草助君药补气，并能调和诸药，故为佐使。二诊时，诸症好转，效不更方。三诊时，因月经逾期未至，故去收涩之龙牡，加益母草活血通经，香附理气调经，气行则血行。四诊时，诸症基本消失，去活血之益母草，再服药 1 周，巩固疗效。

病案六 肝血亏虚

赵某，女，46 岁，2009 年 11 月 17 日初诊。

初诊 寐差多年，近 3 周加重，多梦，入睡困难，易醒，甚则彻夜不眠，心烦易躁，耳鸣，眼目昏花，时而潮热汗出，月经量少。舌淡红，脉弦细。

病史 平素因工作压力大而致紧张、忧虑，进而失眠，口服西药镇静安眠药，效果不佳。

辨证 肝藏血，血舍魂，人卧则血归于肝。肝血不足则魂无所藏，魂不归肝则不寐。正如尤在泾曰："人寤则魂寓于目，寐则魂藏于肝，虚劳之人，肝气不荣，则魂不得藏，故不得眠。"平素思虑太过，暗耗阴血，肝血不足，魂不守舍，心神不安，故见寐差。《景岳全书》云："劳倦思虑太过者，必致血液耗亡，神魂无主，所以不眠。"肝以血为体，以气为用，肝血不足，则肝气不疏，故见心烦易躁。肝开窍于目，肝血不足则视物昏花。阴血不足而生内热，故潮热汗出，并生烦躁。营血不足，故见月经量少。舌淡红，脉弦细为阴血不足之象。

治法 养血调肝，宁心安神。

方药 炒酸枣仁25g，知母15g，当归15g，川芎15g，茯苓20g，柏子仁20g，煅龙骨40g，煅牡蛎40g，夜交藤25g，合欢花20g，炙甘草15g。

7剂。日1剂水煎，早晚分服。

二诊 2009年11月24日。睡眠略好转，但自觉乏力。上方加生晒参10g。7剂。

三诊 2009年12月1日。睡眠好转。上方加珍珠母30g。7剂。

后以本方调理月余，睡眠明显好转，每夜能睡眠8小时以上。

按语 本案为肝血不足不寐证，治以酸枣仁汤加减。本方出自《金匮要略》，主治"虚劳虚烦不得眠"。方中重用酸枣仁为君药，味酸性平，入心肝经，能养肝血，宁心安神，肝血足则魂有所藏。酸枣仁炒用，"熟用疗胆虚不得眠……生用疗胆热好眠。"（《本草纲目》）阴血不足，虚热内生，故用知母滋阴清热而除烦；茯苓宁心除烦，安魂定魄；柏子仁养心安神；肝血不足，肝失疏泄，血虚常见肝郁气滞，故用当归养血调肝；川芎为血中气药，疏达肝气，诸药相配，助君药安神除烦，为臣药。龙骨、牡蛎非但重镇安神，且可敛阴止汗；夜交藤、合欢花疏肝解郁，宁心安神，均为佐药。炙甘草调和诸药，并能和中缓急，《内经》曰："肝欲缓，急食甘以缓之"，为佐使药。诸药相配，酸收辛散，养血调肝，补肝体，利肝用，养肝血，清虚热。二诊时，因乏力，故加人参以补气，补气生血，阳生阴长，气旺血生。三诊时，加珍珠母以增重镇安神之力。

病案七 肝郁气滞

赵某，女，35岁，2012年3月15日初诊。

初诊 寐差1周，入睡困难，睡眠质量不佳，多梦易醒，心烦易怒，两胁不舒，月经先后不定期，余可。舌淡，苔白，脉弦。

病史 平素性情急躁。近一周因工作原因而致心情不畅。

辨证 肝在志为怒，喜条达，恶抑郁。情志郁结，则肝失条达，肝郁气滞，血不归肝，魂无所藏，故见寐差。肝经布两胁，肝气郁滞，故见两胁不舒。恚怒伤肝，疏泄失司，气血失调，血海蓄溢无度，故月经先后不定期。舌淡，苔白，脉弦为肝郁气滞之象。

治法 疏肝解郁，宁心安神。

方药 柴胡15g，酒白芍15g，当归15g，炒酸枣仁20g，柏子仁20g，煅龙骨30g，煅牡蛎30g，炙甘草15g，焦术15g，茯苓20g。

7剂。日1剂水煎，早晚分服。

二诊 2012年3月22日。睡眠好转，但仍心烦。上方加枳实15g，知母15g。7剂。

三诊 2012年3月29日。睡眠正常，心烦大减，继服上方。7剂。

按语 肝以血为体，以气为用，体阴而用阳，肝藏血，血舍魂，夜卧血归于肝，魂有所藏。情志不舒，恚怒伤肝，肝气郁滞，气机不舒，血不归肝，魂无所藏而发本病，故以逍遥散加减治之。方中柴胡为君药，疏肝解郁，使肝气条达。白芍味酸苦性微寒，养血敛阴，柔肝缓急，与柴胡相配，非但疏肝而不劫阴，且可敛阴养血以利条达肝气；当归养血活血，共为臣药。君臣相配，补肝体而助肝用，使血足则肝和。炒酸枣仁、柏子仁养心安神；龙骨、牡蛎重镇安神；焦术健脾燥湿；茯苓利湿健脾，安神定志；炙甘草补中益气，实土抑木，共为佐药。炙甘草并能调和诸药，亦为使药。二诊时，有肝郁化火之象，故加知母清热除烦，枳实行气散结。三诊时，其烦大减，虽睡眠正常，但仍需巩固疗效，故续服药1周。

第七章 心悸案

病案一 心虚胆怯

王某，女，36 岁，2011 年 12 月 13 日初诊。

初诊 心悸，乏力，胆怯易惊，受惊则发心悸，坐卧不安，眠差多梦，食可，腰酸痛，大便干燥，小便正常，月经前期，量少。舌淡，苔白，脉沉无力。

病史 心电图：未见异常。

辨证 惊则气乱，心神不能自主，故发心悸。心血虚，心神失藏，则坐卧不安、失眠多梦。胆怯则易惊易恐。心肝血虚则月经量少。舌淡，苔白，脉沉无力均为不足之象。

治法 镇惊定志，养心安神。

方药 熟地 20g，山茱萸 15g，枸杞 20g，炒酸枣仁 20g，柏子仁 20g，当归 20g，杜仲 15g，炙甘草 15g，五味子 15g。

7 剂。日 1 剂水煎，早晚分服。

二诊 2011 年 12 月 20 日。心悸轻，但仍眠差。上方加蜜远志 10g，生龙骨 30g。14 剂。

三诊 2012 年 1 月 3 日。诸症消失。继用上方。7 剂。

按语 心为五脏六腑之大主，为君主之宫，主神志；胆为中正之官，主决断。平素心虚胆怯，稍受惊恐，则心惊神慌而发心悸。《济生方》云："夫惊悸者，心虚胆怯之所致也……或因事有所大惊，或闻巨响，或见异相，登高涉险，惊忤心神，气与涎郁，遂使惊悸"。投以仁熟散加减治之。方中熟地入心肝肾经，滋阴补血，《药品化义》云其"入肝脏补血兼主温胆，能益心血，更补肾水，养心神，宁魂魄"，故为君药。柏子仁养心血，安心神，并能润肠通便，《药品化义》称其"主治心神虚怯，惊悸怔忡"；酸枣仁养肝胆，宁心神，《本草汇言》云其"补五脏，如心气不足，惊悸怔忡，神明失守……胆气不足，振悸恐畏，虚烦不寐等症"，二者为臣。君臣相伍，补血宁心，养肝益胆，除心胆虚怯。当归养血和血，其质柔润，并能润肠通便；枸杞甘润，助熟地滋补肝肾；杜仲补肝肾，强筋骨，治腰脊痛；五味子滋补心肾；山茱萸补益肝肾，其与五味子均能涩精气，收元气，助熟地补心肝肾，以上共为佐药。甘草益气调药，为佐使药。服药 1 周后，心悸转轻，但寐仍差，故加生龙骨以镇心安神，蜜远志以养心安神。服药 3 周后，精血充盈，神有所藏，胆不虚怯，恐畏不生，心悸亦愈。

病案二 心气虚弱（心律不齐）

苑某，男，29 岁，2012 年 5 月 22 日初诊。

初诊 心悸 1 年，加重 1 月。胸不痛，气短乏力，面色萎白，眠差多梦。舌淡苔白，脉沉无力。

病史 2011年5月突发呼吸困难，背部不舒，四肢不温，诊断为心律不齐，住院1周。心电图：窦性心律，偶发房早。

辨证 心气不足，心神失养，故见心悸、寐差。气虚则见气短乏力、面色萎白。舌淡苔白，脉沉无力，均为气虚之象。

治法 补益心气。

方药 生晒参15g，黄芪30g，当归15g，炒酸枣仁20g，五味子15g，茯苓20g，炙甘草15g，蜜远志10g。

7剂。日1剂水煎，早晚分服。

二诊 2012年5月29日。心悸明显好转，体力有增，眠略差。上方加煅龙骨30g，煅牡蛎30g。14剂。

三诊 2012年6月12日。服药3周后，心悸已消失，气不短，活动正常，脉略沉。心电图示：窦性心律。继用上方。10剂。

按语 《伤寒明理论》曰："心悸之由，不越二种，一者气虚也，二者停饮也……其气虚者，由阳气内弱，心下空虚，正气内动而为悸也。"治宜补益心气，方用养心汤加减以治之。方中人参、黄芪为君药，人参大补元气，偏于补中；黄芪补益肺气，升阳益气，偏于补表。炙甘草补气，介于二药之间，有"芪外参内草中央"之妙用；心主血脉，血为气之舍，当归能养血和血，使气有所附；五味子补五脏之气，酸收敛气，补而不失，共为臣药。蜜远志、茯苓均能安心神，宁心悸，共为佐药。二诊时，其眠仍差，故加龙骨、牡蛎以镇心安神，煅用收涩，又能收敛欲散之神。服药3周后，心气足，神得养，悸自宁，三诊复查心电图，早搏消失，但其脉仍略沉，故再服药10剂，以巩固疗效。

病案三 气阴两虚

孙某，女，60岁，2012年3月29日初诊。

初诊 心悸多年，稍事活动则心悸悬，气短乏力，心前区不痛，时而眩晕，寐差，多梦，口干，手足热，二便可。舌淡，苔略少，脉沉无力略数。

病史 6年前甲状腺左叶囊肿切除，术后常心动过速，发作时心率180～200次/分。心电图示：偶发房颤。

辨证 术后调理不当，劳累过度，耗伤气阴。气阴两虚，心失所养，故见心悸、寐差、多梦。气虚，故见气短乏力。口干，手心热，舌淡，苔略少，脉沉无力略数，均为气阴两虚之象。

治法 益气养阴。

方药 生晒参15g，黄芪25g，麦冬20g，五味子15g，炒酸枣仁20g，柏子仁20g，煅龙骨35g，煅牡蛎35g，炙甘草15g，蜜远志10g，生地15g。

7剂。日1剂水煎，早晚分服。

二诊 2012年4月5日。心悸略轻。上方煅龙牡各加5g。7剂。

三诊 2012年4月12日。心悸、气短明显减轻。仍用上方。14剂。

四诊 2012年4月26日。心悸消失，诸症俱轻。继用上方。14剂。

按语 本案为气阴两虚证，治以益气养阴，授以生脉散加减治之。方中人参补中气，麦冬养心阴，二药配伍，补气以生阴。五味子补五脏之气，酸收敛气，与人参配伍可收敛欲散耗之气；与麦冬配伍则收欲竭之阴。三药相配，一补一润一敛，能大补气阴。黄芪补气，以助人参之力。心藏神，酸枣仁、柏子仁、蜜远志养心安神；龙骨、牡蛎镇心安神，止心动悸。二、三诊时，心悸略轻，增煅龙牡用量至40g，以重镇安神。服药1月后，气阴渐复，心神得养，心悸自消。

病案四　气血阴阳俱虚（房颤，心律不齐）

高某，男，50岁，2013年6月6日初诊。

初诊　心悸2年余，胸闷气短，头晕头痛，寐可，大便略溏，面色萎白，四末不温。舌淡苔白，脉结代无力，律常不齐，时而三五不调，时而略数、促。

病史　2013年6月4日彩超：双房、左室轻度增大，二、三尖瓣轻度反流。动态心电图：房颤，频发室早，ST段改变。

辨证　久病气血两虚，损及阴阳，心阳不足，鼓动无力，胸阳不振，故见胸闷气短。阴血亏虚，心神失养，故见心悸。阳气不足，温煦失司，故四末不温。气血阴阳俱虚，不能上荣头面，不荣则痛，故见面色无华，头晕头痛。阴血不能充盈于脉，阳气不能鼓动血脉流行，故见脉结代无力。

治法　补阳气，益阴血。

方药　生地25g，炙甘草20g，生晒参15g，桂枝15g，炒酸枣仁20g，柏子仁20g，煅龙骨35g，煅牡蛎35g，五味子15g，茯苓20g，黄芪35g。

7剂。日1剂水煎，早晚分服。

二诊　2013年6月13日。心悸减轻，但脉仍结代。上方加当归15g，川芎15g，石菖蒲15g，黄芪加5g。7剂。

三诊　2013年6月20日。心悸大减，气短乏力转轻，脉沉略迟偶结。上方加薤白15g，桂枝加5g。7剂。

四诊　2013年6月27日。诸症减轻，偶寐差，脉沉。上方加蜜远志10g。7剂。

服上方7剂后，又加减服用30余剂，诸症消失，后制丸药调治1月以巩固疗效。

按语　心阴阳气血俱虚，心失所养，故发心动悸。阴血亏虚，不能充盈于脉；阳气不足，不能鼓动血脉流行，脉来不能自续，故见脉结代。阴阳气血俱虚证，症候复杂多变，临证时必须分清阴阳气血中何者偏重，按照病机的轻重缓急而灵活配伍，不可拘于一方。本案以气虚为重，故补气为主，滋阴为辅，兼以助阳之品。方中人参、黄芪为君药，大补元气。炙甘草助君药甘温益气，并能调和于参、芪之间，三药相配能补一身上下表里之气；生地滋阴养血；桂枝温补心阳，并能温经通脉，三药共为臣药。酸枣仁、柏子仁养心安神，酸枣仁偏于补心血，柏子仁偏于补心气；茯苓宁心安神；龙骨、牡蛎镇心安神，其性收涩，并能收敛心神。五味子既能补五脏之气，又具酸收之性，与人参配伍能收敛欲耗之气，六药共为佐药。二诊时，脉仍结代，故加大黄芪用量以补气；加石菖蒲助桂枝以温通心阳；当归以养血活血；川芎行气活血，使之补而不滞。三诊时，其脉沉略迟偶结，可见阳气未复，故加大桂枝用量，加薤白以增强其温通心阳之力。四诊时，脉未见结代，但寐略差，故加蜜远志以养心安神。如此加减调理两月余，使阳气得复，阴血得充，心悸始安。

病案五　气血两虚（窦性心律不齐，心肌供血不足）

赵某，女，57 岁，2009 年 3 月 5 日初诊。

初诊　心悸怔仲，遇劳或情绪激动则心悬悸，甚则不能坚持正常活动，伴有气短乏力，动则汗出，失眠多梦，心前区偶有不适，夜间口渴。舌淡红，苔薄白，脉沉无力略数。

病史　心动过速 3 年余，近 3 月发作加重。血压：90/60mmHg，心电图示：V4、V6、T 波倒置。

辨证　心主血脉，心血不足，心失所养，故心悸，甚则怔仲。心藏神，心虚则神不守舍，故失眠多梦。宗气积于胸中，而贯心脉，心气不足则气短乏力。汗为心之液，心虚气散，故动则汗出。气血不足，心失所养，故心胸不适。夜间阴气盛，阳虚不化，津不四布，故夜间口渴。舌淡，脉沉无力而数为气血不足之象。

治法　益气养血，安神定悸。

方药　生晒参15g，黄芪30g，当归15g，麦冬15g，柏子仁20g，炒酸枣仁20g，茯苓25g，蜜远志10g，炙甘草15g，五味子15g，煅龙骨30g，煅牡蛎30g。

7 剂。日 1 剂水煎，早晚分服。

二诊　2009 年 3 月 12 日。心悸气短好转，汗出减轻，继用上方。7 剂。

三诊　2009 年 3 月 19 日。诸症大减。上方加焦术15g。14 剂。

病案六　气血两虚（房室传导阻滞）

刘某，女，41 岁，2010 年 9 月 18 日初诊。

初诊　心中动悸半年余，每于早晚阵性发作，饱食或遇凉后常发，伴有气短乏力，失眠多梦，月经后期，量少，色暗有血块，经来腹痛。眼睑及手足轻度浮肿，鼻塞流清涕，畏寒喜热。舌淡，苔白，脉沉细缓，偶结。

病史　过敏性鼻炎史 8 年，遇寒出现鼻塞流涕，喷嚏。三年前人工流产后，体质渐虚。

辨证　素体气血不足，心血虚则心悸，失眠，月经后期，量少。心气不足则气短乏力。气属阳，气虚则畏寒，故遇凉及早晚发病。血虚受寒，则月经色暗有块，经来腹痛。心气虚，气不化水，故眼睑及四肢浮肿。舌淡，脉细缓偶结均属气血不足之象。

治法　补气养血，温经散寒。

方药　生晒参15g，黄芪30g，当归15g，川芎15g，炒酸枣仁20g，柏子仁20g，桂枝15g，薤白15g，紫苏10g，细辛5g，炙甘草15g。

7 剂。日 1 剂水煎，早晚分服。

二诊　2010 年 9 月 25 日。心悸与气短明显好转，鼻塞消失，睡眠大有改善。脉仍偶结。上方去细辛，加石菖蒲15g。14 剂。

三诊　2010 年 10 月 9 日。心悸大减，脉未结，月经将至。上方去紫苏，加丹参20g，乌药15g。7 剂。

四诊　2010 年 10 月 16 日。经来 5 日，诸症不著，脉沉缓未结。上方去丹参。14 剂。

按语 气血不足之心悸怔忡，多发于女性。女子以血为主，年近50岁，则经血断绝，《素问·上古天真论》载女子"七七任脉虚，太冲脉衰少，天癸竭，地道不通，故形坏而无子"。病案五，患者为57岁女子，素体血虚，心血不足，则心气无所依，久之则气血俱虚，故治宜气血双补。方中以人参、黄芪为君，人参能大补元气，《神农本草经》称其"主补五脏，安精神，足魂魄，止惊悸……"。《本草汇言》更称"人参补气生血，助精养神之药也"。黄芪补气固表，善于补肺气。《医学衷中参西录》谓："黄芪能补气，兼能升气，善治胸中大气下陷。"二者配伍，能补一身上下内外诸气。臣以当归、酸枣仁，补心血，安心神，与人参、黄芪配伍，有补气生血，气血双补之功。佐以五味子之酸收，配人参可收敛元气，配当归可收敛阴血，大有骤增气血之效；柏子仁、茯苓、远志养心安神以止悸；龙骨、牡蛎镇心安神，且固涩止汗。舌淡，脉略细数乃阴虚之象，故又佐麦冬以养阴清心。甘草调和药性，益气和中，为佐使药。服上方14剂，诸症大减，再加白术健脾益气，以助后天生化之源，使"中焦受气取汁"，以培气血生化之本。病案六中，患者虽月经未断，但曾流产，体质虚弱，其证亦属气血两虚，又兼有阳气不足，可见畏寒喜热，易发鼻衄，以及月经后期，量少，经来腹痛等，故方中在补气养血的基础上，加桂枝、薤白温通心阳，紫苏、细辛温散寒邪以通鼻窍。又加川芎行气活血，上行头目，下行血海，既助细辛温通鼻窍，又入肝活血通经，配紫苏以解肝郁，行气血，止经来腹痛。二诊，鼻塞消失，故去细辛，加石菖蒲助桂枝、薤白温通心阳。三诊加丹参、乌药以增行气活血止痛之功。四诊诸症不著，故去丹参，继服两周，巩固疗效。

第八章 汗 证 案

病案一　表虚不固

庄某，男，45 岁，2013 年 4 月 16 日初诊。

初诊　自汗 1 月余，食热物则汗出如洗，微恶风寒，偶吞酸，纳可。舌淡，苔白，脉略缓。

病史　近 2 月常感冒。

辨证　《医方考》云："常人不自汗，由卫气固卫于外，津液不得走泄，所谓阳在外，阴之卫也。卫气一亏，则不足以固津液，而自渗泄矣，此自汗之由也。"卫表不固，腠理开泄，故见自汗、恶风寒。卫外失司，腠理不密，外邪乘虚而入，故常感冒。舌淡，苔白，脉略缓，为气虚之象。

治法　益气固表。

方药　黄芪40g，焦术20g，防风15g，山茱萸15g，炒麦芽20g，煅龙骨40g，煅牡蛎40g，炙甘草15g。

7 剂。日 1 剂水煎，早晚分服。

二诊　2013 年 4 月 23 日。服上方 3 剂后汗止。继用上方。7 剂。

按语　《灵枢·本脏》曰："卫气者，所以温分肉、充皮肤、肥腠理、司开合者也。"卫气亏虚，腠理不固，故自汗出。治宜益气固表，方以玉屏风散加味治之。方中重用黄芪为君药，大补肺脾之气，偏于走肌表，固表止汗。柯韵伯曰："黄芪能补三焦而实卫，为玄府御风之关键。"白术健脾益气，实肌腠以止汗，助君药以增强益气固表之力，故为臣药。防风走表祛风，使君臣药固表而不留邪。黄芪实腠理，防风开腠理，两药相畏相激，防风可激发黄芪固表作用，正如李东垣曰："黄芪得防风其功愈大，乃相畏相使也。"山茱萸味酸，煅龙骨、煅牡蛎味涩，均主收敛，能固涩止汗，由于自汗较重，故用于本方补中有敛而标本兼顾。炒麦芽健脾和中，以防龙骨、牡蛎碍胃之弊，以上共为佐药。炙甘草调和诸药为使。服药 3 剂后，卫气复，腠理密，卫外固，汗自止。

病案二　阴虚火旺

董某，男，43 岁，2012 年 9 月 18 日初诊。

初诊　自汗盗汗 3 年余，有时汗出沾湿衣被，甚则可拧出水滴。腰酸乏力，右耳鸣如蝉，口干。舌红，苔黄略厚，脉沉滑数。

病史　平素嗜酒，喜食辛辣之品。

辨证　该患素日喜食辛热之物，日久辛热化燥伤阴，阴虚而生内热，辛热亦可生火，火热尤易伤阴。卫气不固，腠理疏松，故见自汗、乏力。阴精亏虚，精津不固，虚火内生，热逼津液外泄，故见盗汗自汗。腰为肾之府，阴精不足，腰膝失养，故腰酸乏力。

肾开窍于耳，阴精不足，火热上扰，故见耳鸣。阴虚火炽，故见口干咽燥。舌红，苔黄，脉沉滑数为实火之征。

治法 滋阴泻火，固表止汗。

方药 黄芪35g，当归15g，熟地20g，生地20g，山茱萸15g，黄连10g，黄柏15g，炙甘草15g，煅龙骨40g，煅牡蛎40g，五味子15g。

7剂。日1剂水煎，早晚分服。

二诊 2013年9月25日。汗减轻，苔红，苔微黄。上方加丹皮15g。14剂。

三诊 2013年10月9日。汗止，舌不红，苔不黄。上方去黄连、黄柏。7剂。

病案三　阴虚火旺

侯某，男，17岁，2010年8月26日初诊。

初诊 盗汗多年，常觉潮热，体温正常，睡中汗出，口干欲饮，眠可，手足心热，便秘，4～5日一行，质干。舌微红，苔略少，脉略数。

病史 6年前患肺结核，经治疗年余，结核钙化。有手淫史。

辨证 素体肺肾阴亏，虚火内生，虚火内扰，阴不内守，故盗汗。虚热内蒸，故见潮热。阴精不足，肠失濡润，故见便秘。阴津不足，故口干欲饮。舌微红，苔略少，脉略数，为阴虚火旺之象。

治法 滋阴降火。

方药 熟地25g，龟板15g，知母15g，黄柏10g，山茱萸15g，煅龙骨40g，煅牡蛎40g，地骨皮20g，生白芍20g。

7剂。日1剂水煎，早晚分服。

二诊 2010年9月2日。汗少，潮热减轻，大便可，舌微红。上方加丹皮15g。14剂。

三诊 2010年9月16日。潮热基本消失，盗汗止，舌不红，苔薄白。上方14剂。

病案四　阴虚火旺

马某，男，25岁，2010年6月12日初诊。

初诊 自汗、盗汗5年余，腰酸，下肢乏力，健忘，脱发，两目干涩，大便难，2～3日一行，质干，嗜睡。舌微红，苔白，脉沉略细无力。

病史 平素性情急躁。

辨证 腰为肾之府，肾主骨，肾之精气亏虚，腰膝失养，故腰酸乏力。脑为髓海，精气不足，脑髓失养，故健忘。肾主藏精，其华在发，精气亏虚，毛发失养，故见脱发。阴精不足，肠失濡润，故见便秘。舌淡，脉沉略细无力为肾精不足之象。

治法 滋阴补肾。

方药 熟地20g，山药25g，山茱萸15g，茯苓20g，泽泻15g，丹皮15g，煅龙骨40g，煅牡蛎40g，柴胡15g，酒芍15g。

7剂。日1剂水煎，早晚分服。

二诊 2010年6月19日。汗少，眠差。上方加炒酸枣仁25g。14剂。

三诊 2010年7月3日。汗不多，口干。上方加知母15g。14剂。

四诊 2010 年 7 月 17 日。汗止，腰不痛。继用上方。14 剂。

按语 病案二为阴虚兼有实火之证，有些学者亦称之为阴虚火显，临床常与阴虚内热之阴虚火旺证相混淆。本证的辨证要点在于舌苔。因本证为虚实夹杂之证，故必见舌红苔黄。若舌红少苔则为阴虚火旺证。临证时必须以此加以鉴别，否则误认为纯虚之证，纯用甘温滋腻之品，必助实邪，越治越坏。在治疗本证时，必须兼顾邪正双方，使之泻而不伤正，补而不留邪，方以当归六黄汤加减治之。《兰室秘藏》称当归六黄汤为"治盗汗之圣药也"。《医方考》与《医方集解》则称其治"阴虚有火"之盗汗。因其汗出较多，故方中用黄芪益气实卫，固表止汗为君药。生地、熟地、当归滋阴养血，阴血足则水能制火，为臣药。黄连、黄柏苦寒以泻火坚阴，为佐药。又用山茱萸、五味子滋肾强阴，酸收敛汗；煅龙骨、煅牡蛎固涩止汗，亦为佐药。炙甘草益气调药，为佐使药。二诊时舌仍红，可知邪热未清，故加丹皮以清虚热。三诊时，舌不红，苔不黄，可知邪热已清，故去黄连、黄柏，以防苦寒败胃，苦燥伤阴。

病案三之盗汗，其人舌红少苔脉数，可知阴虚火旺，故以大补阴丸加减以滋阴降火。方中熟地滋腻，滋肾益精；龟板为血肉有情之品，能填补真阴，二药相配滋补真阴，故为君药。黄柏、知母清泻相火以坚阴，相火平则真阴保，共为臣药。山茱萸养肝滋肾，涩精敛汗；地骨皮善治有汗骨蒸；白芍酸苦微寒，养血敛阴，与君药相配则增敛阴之力；龙骨、牡蛎滋阴潜阳，并能收涩止汗，五药共为佐药。二诊时，加丹皮以清虚热。服药 3 周后，阴精足，虚火退，汗自止。以上两则病案均为阴虚火旺之证，但有实火、虚火之分，于此细微之处当精心详辨。

病案四则阴虚较重，故宜滋阴补肾，投以六味地黄丸加减治之。方中熟地为君药，甘温滋腻，补肾填精，润肠通便。山茱萸为酸温收敛之品，能补养肝肾，固精敛汗，与熟地配伍，补肝肾，益精血，有补而不失之妙；山药甘平，补脾益肾，并助后天生化之源，二药共为臣药。肾主水，肾虚则水湿不化，故以泽泻、茯苓以利湿泄浊，使之补而不滞；阴虚则火旺，故以丹皮清泄相火，相火降则有利于滋阴；龙骨、牡蛎滋阴潜阳，收涩止汗；因平素肝气郁结，故用柴胡以疏肝解郁；白芍养血柔肝，敛阴止汗，以上共为佐药。二诊时，加酸枣仁以养心安神，且可益阴敛汗。三诊时，因口干，故加知母养阴生津。

病案五　气血亏虚

张某，男，44 岁，2012 年 9 月 20 日初诊。

初诊 自汗，动则大汗淋漓，神疲乏力，偶心悸，寐差多梦，头晕，面色无华，余可。舌淡，苔白，脉沉无力。

病史 血压 120/80mmHg。近 1 个月内曾 2 次晕厥。

辨证 心气不足，不能卫外，故自汗出。劳则气耗，气虚失摄，故动则大汗淋漓。元气不足，无气以动，故神疲乏力。心血不足，不能上荣头面，故面色无华。气血两虚，心失所养，心神不安，故见心悸，寐差多梦。舌淡，苔白，脉沉无力为气血两虚之象。

治法 益气养血。

方药 生晒参 15g，黄芪 40g，焦术 15g，五味子 15g，当归 15g，炒酸枣仁 20g，柏子仁 20g，山茱萸 15g，炙甘草 15g。

7 剂。日 1 剂水煎，早晚分服。

二诊 2012 年 9 月 27 日。好转，汗大减，晕眩止。上方加煅龙骨 30g，煅牡蛎 30g。7 剂。

按语 《医宗必读》云："心之所藏，在内者为血，在外者为汗，汗者心之液也。"《难经·十四难》曰："损其心者，调其营卫。"营卫皆出于水谷之精，营行脉中，卫行脉外，阴阳相随，互为其根。心之气血不足，卫虚则不能固护营阴，故阴液外流而汗自出。治疗本证时当须从心论治，以益气养血之法，投以养心汤加减治之。方中重用黄芪为君，取其益气固表以止汗。人参补中益气，使中气足则卫气盛；白术健脾实肌腠，使腠理密则皮毛固，二者共助黄芪益气固表止汗，故为臣药。当归养血和血，使血旺则气有所舍，气血充盈则营卫自和；酸枣仁、柏子仁养心安神；五味子、山茱萸其味酸收，敛阴止汗，五药共为佐药。炙甘草能助君药以补中，并能调和诸药，故为佐使药。服药 1 周后，汗大减，但仍心悸，故加煅龙牡以镇心安神，并能收涩止汗。诸药合用，气血得补，营卫充盛，自汗得止。

病案六 湿热熏蒸

毕某，男，42 岁，2009 年 3 月 28 日初诊。

初诊 自汗、盗汗半年余，以下半身为著。伴有阴汗，时腰腿疼痛，眠差，小便黄。舌红，苔腻微黄，脉略数。

病史 平素饮食不节，嗜酒，有痛风史。血压：150/100mmHg。

辨证 酒性辛热，为助湿生热之品，嗜酒无度，饮食不节，则内生湿热。湿热熏蒸于表，则见汗出；湿热下注，则下肢为重，且见阴汗、腰腿疼痛、小便黄。舌红，苔腻微黄，脉略数均为湿热之征。

治法 清热利湿。

方药 茵陈 20g，茯苓 25g，泽泻 20g，猪苓 15g，木瓜 15g，砂仁 15g，焦术 15g，郁金 15g，厚朴 15g。

7 剂。日 1 剂水煎，早晚分服。

二诊 2009 年 4 月 4 日。汗极少，眠差，舌不红，苔薄白。上方去猪苓、茵陈，加生薏仁 25g，酸枣仁 20g，柏子仁 20g。14 剂。

按语 《本草纲目》云："酒，天之美禄也。面曲之酒，少饮则和血行气，壮神御寒，消愁遣兴；痛饮则伤神耗血，损胃亡精，生痰动火。"《景岳全书·汗证》又云："湿气乘脾者，亦能作汗。"本案患者嗜酒无度，生痰动火，湿气乘脾，湿被火蒸，故见自汗、盗汗，治宜清热利湿之法，方用茵陈五苓散加减。方中茵陈为君药，清热利湿，《本草正义》称其"乃治脾、胃二家湿热之专药"。泽泻、茯苓、猪苓淡渗利水，为臣药。焦术健脾燥湿；厚朴行气燥湿；砂仁芳香化湿，气化则湿化；木瓜舒筋活络，化湿除痹；郁金行气止痛，诸药共为佐药。二诊时，汗大减，舌不红，苔薄白，可见热邪已清，湿邪将尽，故去茵陈。湿气不甚，去猪苓，恐其利水伤肾，而以生薏仁代之，以利水渗湿。眠差，加酸枣仁、柏子仁以养心安神。

第九章　胃脘痛案

病案一　肝气犯胃（浅表性胃炎）

顾某，女，65岁，2011年5月31日初诊。

初诊　胃脘疼痛1年余，每于食后加重，伴右胁部疼痛，每因情志不遂或饮食稍多而痛增，二便正常。舌淡苔白，脉沉弦。

病史　50岁绝经后，常易怒，心烦，未予治疗。常因饮食过饱而发胃脘痛，可自行缓解。2010年3月因胃脘疼痛到医院检查，西医诊断为浅表性胃炎。

辨证　本病系肝气郁滞，横逆犯胃所致。胃失和降，气血运行不畅，不通则痛。食后加重，乃因食后其气机壅滞所致。肝经布两胁，肝气郁滞，故伴有右胁疼痛。此疼痛特点每因情志不遂而痛剧。舌淡苔白，脉沉弦皆为肝气郁滞之象。

治法　疏肝理气，和胃止痛。

方药　柴胡15g，酒芍15g，川芎15g，香附15g，砂仁15g，陈皮15g，枳壳15g，当归15g，郁金15g，延胡索15g，炙甘草15g。

7剂。日1剂水煎，早晚分服。

二诊　2011年6月7日。胃脘及右胁疼痛明显好转，舌淡苔白，脉弦。效不更方，继服上方7剂。

三诊　2011年6月14日。近因饮食不慎，又发胃脘疼痛，伴肩背痛，舌淡苔白，脉弦。上方加炒麦芽20g，姜黄15g。7剂。嘱其注意饮食，调节情志。

服上方3剂后胃脘疼痛消失，肩背疼痛减轻，7剂后诸症消失。

按语　胃属阳明，为多气多血之腑，其气以降为顺。郁、虚、寒、热皆可导致气血运行不畅。若情志不遂，肝气郁结不得疏泄，则横逆犯胃而作痛，治宜疏肝理气，和胃止痛，并辅以消食导滞，调气和血，方用柴胡疏肝散加减治疗。方中以柴胡为君，入肝胆经，善于疏肝解郁。香附入肝经，功善理气疏肝止痛，助柴胡以解肝经气郁；川芎行气活血而止痛，助柴胡以开肝经之血郁，两药配伍，行气止痛之力增强，共为臣药。陈皮、砂仁、枳壳理气和胃而行滞；白芍、当归柔肝养血，与柴胡配伍既养肝之体，又遂肝之用；延胡索、郁金活血行气，加强止痛之功，以上均为佐药。甘草调和诸药，与白芍配伍，酸甘化阴以缓急止痛，兼为佐使之用。二诊明显好转，效不更方，继服上方以巩固疗效。三诊因患者饮食不慎，病情反复，在原方基础上加炒麦芽以消食和胃，伴肩背痛，故加入姜黄，其善走肩背而止痛。继服7剂，诸症皆除。

病案二　肝郁脾虚（慢性浅表性胃炎）

盛某，女，38岁，2010年11月6日初诊。

初诊　胃脘胀痛不适数月，连及左胁肋不适，食后症状较著，伴有纳差、心悸、多梦，便溏，月经大致正常，偶有前后不定期。苔白，脉沉缓无力。

病史　2007年患甲状腺炎，经治疗好转。2010年9月因胃痛加重，到医院检查，诊断为慢性浅表性胃炎。

辨证　本案系肝郁气滞，木郁不达，克伐脾土，气血运行不畅，不通则痛。疼痛连及左胁，乃因胁肋为肝经所循；脾气虚弱，健运失司，故纳差、便溏；气血运行不畅，生化乏源，心失所养，故见心悸、多梦；苔白，脉沉缓无力为脾虚之象。

治法　疏肝健脾，理气调血。

方药　柴胡15g，酒芍15g，焦术15g，茯苓15g，当归15g，砂仁15g，郁金15g，炙甘草15g，枳实15g，川芎15g。

14剂。日1剂水煎，早晚分服。

二诊　2010年11月20日。胃脘胀痛明显好转，仍乏力、心悸、多梦，舌苔薄白，脉仍沉缓无力。上方加炒酸枣仁20g，丹参20g，黄芪30g。14剂。

三诊　2010年12月4日。胃脘胀痛症状消失，左胁微痛，月经将至，腹微痛，舌苔薄白，脉沉缓。上方加乌药15g，延胡索15g。14剂。

四诊　2010年12月18日。上述症状基本消失，继服上方7剂以巩固疗效。

其服药月余，基本痊愈，随访半年未复发。

按语　本案胃脘疼痛连及胁肋，亦是肝郁气滞所致，但与病案一不同之处，在于本案兼见纳差、便溏，且脉缓无力，此为脾虚之象。心悸、多梦，乃气血不足，心失所养所致，故治当疏肝健脾，理气和胃，辅以养血安神，用逍遥散加减治疗。方中柴胡疏肝解郁，白芍养血柔肝，二者配伍既疏肝，又养肝，为疏肝解郁的常用配伍组合；配伍白术、茯苓健脾补中，以治脾虚。又有枳实、砂仁理气和胃；郁金、川芎活血行气；当归养血和血；炙甘草调和诸药。二诊胃脘疼痛明显好转，但仍见乏力、心悸、多梦，故原方基础上加入炒酸枣仁养心安神，黄芪、丹参益气活血。三诊见月经前腹微痛，加入乌药、延胡索以行气止痛。四诊诸症皆除。本案与案一同中有异，治疗亦当有同有异，其中尤应注意实中夹虚之治，用药应补而不滞，消而不伐。

病案三　寒凝气滞（慢性浅表性胃炎）

徐某，男，67岁，2009年4月28日初诊。

初诊　胃脘胀痛多年，近2月每因饮食生冷而加重，不思饮食，畏寒喜热，按之痛不减，大便秘结。苔白，脉滑。

病史　2009年3月2日经医院检查，诊断为慢性浅表性胃炎。

辨证　本病多因饮食生冷所致。胃主纳，脾主消，寒凉伤中，脾胃升降失常，气机阻滞形成寒凝气滞。气机不畅则胀，寒性收引则痛，且食凉后加重；脾胃为寒所伤，纳运失常，则不思饮食，大便秘结。苔白，脉滑为寒凝气结之象。

治法　温中散寒，行气消胀。

方药　厚朴15g，陈皮15g，炒麦芽20g，草豆蔻15g，木香10g，砂仁15g，枳实15g，高良姜15g，炙甘草15g，香附15g。

7剂。日1剂水煎，早晚分服。

二诊　2009年5月5日。明显好转，但大便仍有不爽，上方加莱菔子15g。7剂。

三诊 2009 年 5 月 12 日。胀痛均大减，时泛酸，脉略细。上方加海螵蛸 15g。7 剂。

按语 胃脘疼痛，不思饮食，食凉后加重，极易认为脾胃虚寒而误用理中辈治疗。但本案胃脘胀痛，为气机阻滞之证，兼见大便秘结，其脉不虚，畏寒不喜按，腹胀不减，足以说明病性属实，故当温中散寒，行气消胀以治之。用厚朴温中汤与良附丸加减治疗。方中厚朴、枳实为君，行气消胀除满。臣以辛温之高良姜、草豆蔻，温中散寒止痛。佐以香附、木香、砂仁、陈皮行气温中止痛，以助君臣之力；炒麦芽消食和胃。炙甘草调药温中，为佐使药。二诊时，胀痛均减，但大便不畅，故加莱菔子行气消食通便。三诊时，时泛酸，故加入海螵蛸制酸止痛。本案寒象不著，故不用干姜、附子，此乃师古法而不拘泥于古方。

病案四 脾虚气滞（萎缩性胃炎）

张某，女，24，2010 年 11 月 30 初诊。

初诊 胃脘痞闷疼痛，时轻时重，多以食后加重，偶嗳气，纳差，大便干，常 3～4 日一行，每食油腻后便溏。月经先后不定期，经前乳胀，经期腰痛，量少，3 日即止。舌苔薄白，脉弦缓无力。

病史 两年前曾经西医检查，诊断为萎缩性胃炎，服西药治疗，未见好转。

辨证 本证系脾胃素虚，气机阻滞所致。胃主受纳，以降为顺；脾主运化，以升为顺。脾虚则运化乏力，故饮食减少，食而不化；气机阻滞则影响脾主运化，更阻碍胃之和降，故胃脘痞闷疼痛，或嗳气频作，且于食后加重，或大便失调。经前乳胀为气滞之征，月经先后不定期，量少，皆因脾虚气滞，气血不和所致。舌苔白，脉弦缓无力为脾虚气滞之象。

治法 健脾和胃，行气止痛。

方药 枳实 15g，厚朴 15g，砂仁 15g，半夏 15g，陈皮 15g，焦术 15g，生晒参 10g，炙甘草 15g，香附 20g，茯苓 10g。

7 剂。日 1 剂水煎，早晚分服。

二诊 2010 年 12 月 7 日。胃脘痞痛大减，其他诸症皆好转。近日月经将至，少腹微胀痛不舒，舌苔薄白，脉弦缓。上方去厚朴，加乌药 15g。7 剂。

后以本方加减，调理月余，诸症基本消失。

按语 本案为脾虚气滞之证，治当健脾和胃，行气止痛，方用枳实消痞丸加减。方中枳实、厚朴行气导滞，消胀除痞为君。半夏降逆和胃，砂仁行气醒脾，二者为臣药；香附、陈皮理气开郁以和胃，二者为佐；又因脾胃素虚，又佐以人参、茯苓、白术益气扶正，健脾祛湿，以复脾运。甘草调药和中，兼为佐使。全方共奏行气止痛，健脾和胃之功。二诊胃脘痞痛大减。因患者月经前小腹微胀痛不舒，故去厚朴，加乌药，乌药善走下焦，为治少腹胀痛之要药，与砂仁、香附相配乃加味乌药汤之意。此处体现方剂配伍变化之微妙，所谓"方之精，变也。"临证当"知犯何逆"，随证加减治之。

病案五 胆胃不和（慢性胆囊炎）

姜某，女，78 岁，2011 年 12 月 12 日初诊。

初诊 胃脘胀痛，连及两胁 4 月余，伴有头晕、耳鸣、呕吐、食少、心烦易怒、口干渴，饮食无味。舌微红，苔白而干，脉弦。

病史 2010 年 9 月因胃脘胀痛去医院就诊，西医诊断为慢性胆囊炎，经治疗效果不佳。

辨证 本案系胆胃不和之证。胆属木，喜宁谧，恶烦扰，或七情所伤，或饮食失节，或寒热失调，则木郁不达。胃属土，喜和降，恶逆滞。木来侮土，胆胃不和，则见胃脘连及胁痛。胃失和降，则见呕吐，食少，口渴。胆属少阳，其经脉从耳后入耳中，出走耳前至目锐眦，胆气不利，则见头晕，耳鸣，心烦易怒。

治法 理气利胆和胃。

方药 郁金 15g，半夏 15g，陈皮 15g，芦根 20g，天麻 15g，砂仁 15g，厚朴 15g，炒麦芽 20g，炙甘草 15g，生姜 15g，大枣 3 枚。

7 剂。日 1 剂水煎，早晚分服。

二诊 2011 年 12 月 19 日。呕吐止，眩晕症状减轻，但胃脘仍胀痛，舌不红。上方去芦根、生姜、大枣，加枳壳 15g。7 剂。

三诊 2011 年 12 月 26 日。胃脘胀痛大减，但时吞酸、口仍干。上方加海螵蛸 15g，天花粉 10g。7 剂。

服上方 7 剂后，诸症消失。

按语 本案系胆胃不和所致。方中郁金行气解郁，疏利肝胆，《本草纲目》称其"治血气心腹痛"，《中草药学》谓其治"肝气郁结，利胆止痛"。以半夏降逆和胃止呕。以陈皮、砂仁、厚朴理气行滞，醒脾和胃；以天麻平肝息风而止眩晕；芦根和胃止呕，生津止渴；炒麦芽消食和胃；生姜、大枣调和脾胃。甘草调和诸药。二诊时，因呕吐止，故去芦根、生姜、大枣，但仍胃脘胀痛，故加枳壳理气消滞，陈皮与枳壳相配以增行气除满之力。三诊时，吞酸、口干，故加海螵蛸制酸止痛，天花粉生津止渴。继服 7 剂，诸症悉除。

病案六　脾虚气滞湿阻（胃窦炎）

韩某，女，12 岁，2012 年 3 月 17 日初诊。

初诊 胃脘胀痛 2 月余，空腹和饱食皆痛，大便时溏，疲劳乏力，晨起头晕，食少纳呆，食后腹胀，体瘦。舌淡，苔白腻，脉沉无力。

病史 2012 年 2 月 24 日查微量元素正常。胃镜提示：胃窦黏膜略粗糙，西医诊断为胃窦炎。

辨证 本案系脾胃虚弱，脾虚停湿，湿阻气机，而成虚实杂夹之证。脾失运化，则湿从中生。湿性黏滞，阻碍气机，故胃脘胀痛。脾胃气虚，受纳与健运乏力，清阳不升，浊阴不降，故晨起头晕、便溏、食少纳呆。运化失司，气机不畅，故食后腹胀。脾主四肢，脾气虚弱，故见疲劳乏力。舌淡，苔白腻，脉沉无力为气虚湿郁之象。

治法 益气健脾，行气化湿。

方药 生晒参 10g，焦术 10g，茯苓 10g，半夏 10g，陈皮 15g，砂仁 15g，香附 20g，炙甘草 15g，乌药 10g。

7 剂。日 1 剂水煎，早晚分服。

二诊 2012 年 3 月 24 日。诸症明显好转。效不更方，继服上方。7 剂。

按语 本案为虚中夹实证，治宜健脾理气，化湿和胃之法，以香砂六君子汤加味。方中四君子汤补益脾胃，健脾祛湿。半夏、陈皮行气降逆，祛湿和胃；香附、砂仁、乌药行气消胀止痛。二诊时明显好转，效不更方，继服 7 剂，并嘱患者注意饮食，以防食复。

病案七　阴虚气滞（浅表性胃炎）

戴某，男，72 岁，2012 年 9 月 2 日初诊。

初诊　胃脘隐痛 2 月余，饥则尤甚，饥不能食，食后胃胀，口干咽燥，疝气多年，偶左腹股沟疼痛，尿频，尿不尽。舌红，少苔，脉弦细数。

病史　2012 年 9 月 1 日去医院就诊，西医诊断为浅表性胃炎。

辨证　本案为阴虚气滞所致。《儒门事亲》曰："诸疝皆归属肝经。"肝在志为怒，主疏泄。因怒伤肝，肝气郁滞，则生疝气，故见左腹股沟疼痛伴尿频，尿有余沥。气郁化火，火热伤阴，以致阴虚与气滞为病，疝气与胃病并发。肝郁气滞，胃气不舒，则胃脘疼痛。胃阴不足，津亏液少，故饥不欲食，口干咽燥。胃阴亏虚，胃失和降，故食后胃胀，饥则痛甚。舌红，少苔，脉弦细数为阴虚气滞之征。

治法　滋阴疏肝，理气止痛。

方药　沙参 20g，枸杞 20g，川楝子 15g，当归 15g，枳实 15g，乌药 15g，炒麦芽 20g，焦山楂 15g，炙甘草 15g，青皮 15g，橘核 15g，延胡索 15g。

7 剂。日 1 剂水煎，早晚分服。

二诊　2012 年 9 月 9 日。诸症好转，苔转薄白，但仍口干。上方加玉竹 15g。7 剂。

三诊　2012 年 9 月 16 日。少食则安，多食难化，舌苔薄白。上方加鸡内金 15g，陈皮 10g。7 剂。

按语　本案为阴虚气滞所致，治当滋阴养胃，理气止痛。方中重用沙参养阴生津为君。臣以当归、枸杞，助君药滋阴养肝。佐以川楝子疏肝泄热，理气止痛，《本草纲目》更称其治"心腹痛及疝气为要药"。乌药、枳实、青皮理气止痛；延胡索行气活血，既止胃脘疼痛，又治疝气腹痛；橘核理气散结，止疝气疼痛；炒麦芽、焦山楂消食和胃，以上亦为佐药。使以炙甘草调和诸药。二诊时，加玉竹，增养阴之力。三诊时，加鸡内金、陈皮，助理气消食和胃。服药 3 周后，诸症不著，嘱患者停药，可服健胃消食片以善其后，注意少食多餐，忌食辛辣黏腻之物。

第十章 痞 满 案

病案一　气滞湿阻（慢性胃炎）

杜某，女，56岁，2012年9月26日初诊。

初诊　胃脘痞闷2年余，伴有纳差，吞酸，胁肋疼痛，头晕，寐差，便秘，3日一行。舌淡苔白腻略厚，右脉反关，左脉沉滑。

病史　2011年患胆息肉，行胆囊切除术。术后出现脘痞、纳差，经中西医治疗均未见明显好转。

辨证　本案系气滞湿阻，气机升降失常所致。气机阻滞则见心下痞满；脾胃气滞，升降失常，则见纳差，吞酸；气机不畅，气血运行受阻，则见胁肋刺痛；气滞湿聚，清阳不升，则见头晕。舌淡苔白略厚，脉沉皆为湿阻之象。

治法　行气消痞，化湿除满。

方药　枳实15g，半夏15g，陈皮15g，砂仁15g，厚朴15g，瓜蒌仁15g，郁金15g，茯苓15g，炒麦芽15g，海螵蛸15g，莱菔子15g。

14剂。日1剂水煎，早晚分服。

二诊　2012年10月10日。诸症均明显好转，唯时而遗尿。上方加芡实30g，乌药15g。14剂。

服上方14剂后，舌苔薄白，诸症消失。

按语　本案为气滞湿阻所致，治当行气消痞，化湿除满。方中枳实为君药，行气消痞。臣以半夏降逆和胃，散结开痞。厚朴行气除满，助枳实以增消痞除满之效；陈皮、砂仁理气和胃，醒脾化湿；茯苓健脾渗湿，皆为佐药。郁金行气解郁；海螵蛸制酸；炒麦芽消食和胃；瓜蒌仁、莱菔子行气润肠通便，共为佐药。二诊时，伴有遗尿，故加芡实、乌药以固肾缩泉。继服14剂，胃脘痞闷、胁痛悉除，舌苔转为薄白。

病案二　脾虚气滞，湿聚痰阻（萎缩性胃炎）

李某，女，49岁，2012年5月27日初诊。

初诊　心下痞1年余，时头眩、头胀，血压110/67mmHg，纳差，乏力，饥则心悸，月经后期。舌淡苔白，脉弦缓。

病史　2012年4月，西医诊断为萎缩性胃炎，各种辅助检查未见明显异常。

辨证　脾胃虚弱，健运失司，湿聚停痰，阻滞气机，故见心下痞满，纳差。脾胃气虚，故见乏力。痰湿上蒙清窍，则见头眩头胀。脾虚不运，气血生化乏源，心失所养，则见心悸，月经后期。舌淡苔白，脉弦皆为脾虚气滞之象。

治法　补脾益气，行气化湿。

方药　枳实15g，生晒参15g，焦术15g，茯苓20g，半夏15g，陈皮15g，炒麦芽

20g，炙甘草 15g，天麻 15g，蔓荆子 15g。

7 剂。日 1 剂水煎，早晚分服。

二诊 2012 年 6 月 3 日。诸症明显好转，唯头仍眩晕。上方加防风 15g。7 剂。

三诊 2012 年 6 月 10 日。痞消悸止，眩晕大减。上方加荆芥穗 8g。7 剂。

四诊 2012 年 6 月 17 日。诸症悉除，遂停药。

按语 本案系脾虚气滞，湿聚痰阻所致。治当补脾益气，行气化湿，方用枳实消痞丸加减治疗。方中人参大补元气，为君药。枳实行气消痞，为治心下痞满之要药；半夏燥湿化痰，散结开痞，共为臣药。陈皮理气和胃；茯苓、白术健脾祛湿，以复脾运；炒麦芽消食和胃；天麻化痰息风以治眩晕；蔓荆子清利头目，共为佐药。炙甘草调药和中，为佐使药。二诊、三诊加荆芥穗、防风升阳胜湿以治头眩。四诊时诸症悉除，中病即止，遂停药。

病案三　肝胃不和（肝囊肿、十二指肠球部溃疡）

姜某，女，55 岁，2012 年 11 月 18 日初诊。

初诊 心下痞 1 个月余，右胁下胀，口苦，脘胀吞酸，心悸，睡眠欠佳，多梦，胸背痛。舌淡，苔白，脉弦。

病史 2012 年 9 月 23 日就诊于医院，辅助检查提示：肝囊肿，十二指肠球部溃疡。平素工作压力较大，情志抑郁。

辨证 肝主疏泄，恶抑郁。情志不遂，肝郁气滞，木郁不达，日久横逆犯胃，气机不畅，升降失常，则见心下痞，脘胀；肝经布两胁，肝气郁滞，则见右胁下胀；气郁化火，则见口苦，吞酸；气血运行不畅，则见心悸，胸背痛。舌淡苔白，脉弦为肝胃不和之象。

治法 疏肝和胃。

方药 柴胡 15g，酒芍 15g，枳实 15g，煅牡蛎 30g、煅龙骨 30g，厚朴 15g，郁金 15g，半夏 15g，炒麦芽 20g，甘草 15g。

7 剂。日 1 剂水煎，早晚分服。

二诊 2012 年 11 月 25 日。仍心下痞，脉弦。上方加青皮 15g，木香 8g。7 剂。

三诊 2012 年 12 月 2 日。心下痞消，诸症大减，但仍寐差。上方加蜜远志 10g。7 剂。

按语 本案系肝胃不和所致，治当疏肝和胃，方用四逆散加减治疗。方中柴胡入肝胆经，疏畅气机，为君药。臣以白芍，敛阴养血柔肝，与柴胡合用，既可补养肝血，条达肝气，又可防柴胡耗伤阴血。佐以枳实，理气消痞，与柴胡为伍，一升一降，增舒畅气机之功，并奏升清降浊之效；与白芍相配，又能理气和血。半夏燥湿化痰；煅龙牡镇心安神，又可收敛制酸；厚朴、郁金行气解郁；炒麦芽消食和胃，亦为佐药。甘草调和诸药，为使药。二诊时，心下仍痞，故加青皮、木香以增行气消痞之力。三诊时，诸症基本消失，但寐差，故加蜜远志安神定志。

第十一章 霍乱案

病案 湿伤脾胃（胃肠功能紊乱）

于某，女，48岁，2010年11月20日初诊。

初诊 上吐下泻1年余，1~2个月发作一次，每次发作1~2天，每次吐泻5~7次。发作时全身疼痛，胃脘部压迫感。昨日又发作，今仍未止，伴前额疼痛，双下肢恶风疼痛，胃脘胀痛。舌淡苔薄白，根部略腻，右脉弦，左脉滑略沉。

病史 西医各项辅助检查未见明显异常。一年来多处求医，中西医各种治疗均未见明显好转。

辨证 本案系饮食不节，湿滞中焦，脾胃升降失常所致。饮食不慎，湿滞脾胃，则脾胃升降失常。脾不升清则泻，胃不降浊则吐。湿为阴邪，重浊黏滞，易阻滞气机，气机不利，升降失和，则胃中不舒，胀满疼痛。湿邪流关节，则见全身疼痛。湿邪上扰清窍，则头痛，《素问·生气通天论》谓："因于湿，首如裹。"舌淡苔薄白根部略腻，脉弦滑皆为湿滞中焦之象。

治法 健脾化湿，理气和胃。

方药 藿香15g，厚朴15g，砂仁15g，半夏15g，木瓜15g，茯苓20g，焦术15g，生晒参15g，白扁豆15g，防风15g，紫苏10g，炙甘草15g，生姜15g，大枣3枚。

7剂。日1剂水煎，早晚分服。

二诊 2010年12月11日。因尿频来诊，告知上症服药2剂即愈，7剂服尽，后未再发。

按语 本案系饮食不节，湿滞中焦，脾胃气机升降失常所致。治当健脾化湿，理气和胃，升清降浊，选用六和汤加减治疗。吴鹤皋云："六和者，和六腑也。脾胃为六腑之总司，先调脾胃，则水精四布，五经并行，百骸九窍皆太和矣。"方中人参、白术益气健脾，为君药。藿香、木瓜化湿和中而止吐泻，为臣药。半夏、砂仁、紫苏理气和胃，降逆止呕；茯苓、白扁豆健脾利湿止泻；厚朴理气化湿，使气化则湿化；防风升发脾胃清阳之气；生姜、大枣调和脾胃，生姜又助半夏和胃止呕，皆为佐药。炙甘草调药和中，为佐使药。方证相合，故效如桴鼓，7剂而愈。

第十二章 泄泻案

病案一 湿热腹泻（肠炎）

孙某，男，12岁，2009年4月16日初诊。

初诊 腹泻3日，因饮食不节而发，伴腹痛，发热，体温38.4℃，纳差，舌苔白而微黄，脉略数。

病史 因饮食不慎而腹泻，反复发作，已2月余，西医诊断为肠炎，家长自行给予诺氟沙星治疗，初病尚可，继而不效。

辨证 素有湿热，每因饮食不节而病泄泻。饮食伤脾，脾运不及，湿热迫于大肠而发腹泻，《临证指南医案·泄泻》指出："泄泻，注下症也。经云……溏泄之肠垢污积，湿兼热也"。湿热熏蒸则发热，脾胃纳运失常则纳差。舌苔白而微黄、脉略数为湿热之象。

治法 化湿清热，健脾消食。

方药 木香8g，黄连10g，葛根15g，茯苓20g，车前子10g，焦术10g，甘草10g，生白芍10g，炒神曲15g。

7剂。日1剂水煎，早晚分服。

2009年4月30日。其母亲患病来诊，告知服上方7剂后而痊愈。

按语 本案系素有脾胃湿热，稍有饮食不节则湿邪加重而泻。方中黄连清热燥湿，厚肠止泻，为君药。茯苓、白术健脾渗湿；车前子清利湿热，利小便以实大便，为臣药。葛根升阳止泻；神曲消食和胃；木香行气化滞；白芍柔肝理脾而止腹痛，以上俱为佐药。炙甘草调和诸药，与白芍配伍，尤可缓急止痛，为佐使药。药证相应，切中病机，故服之而愈。

病案二 脾胃虚寒（慢性结肠炎）

刘某，男，37岁，2013年6月6日初诊。

初诊 腹泻10年余，日4~5次，食凉后加重，伴纳差，胃胀痛，体瘦，手足不温，乏力，畏寒。舌淡苔白，脉沉滑。

病史 2003年西医诊断为慢性结肠炎，经中西治疗均未见明显好转。

辨证 本案系脾胃虚寒所致。脾胃虚弱，水湿不化，下注大肠则腹泻；阳气不振，则腹泻遇凉后加重、畏寒；湿阻气机则胃胀痛；脾主四肢，阳失温煦，故手足不温。脾胃虚弱，气血生化乏源，故见体瘦，乏力。舌淡苔白，脉沉滑为虚寒之象。

治法 温中祛寒，健脾止泻。

方药 党参15g，焦术15g，茯苓20g，砂仁15g，炮姜10g，厚朴15g，补骨脂15g，炙甘草 15g。

14 剂。日 1 剂水煎，早晚分服。

二诊 2013 年 6 月 20 日。泻止，胃胀痛减轻，食可，舌淡苔白，脉沉而滑。上方加陈皮 15g。14 剂。

又以上方加减治疗 1 个月，随访半年未复发。

病案三 脾虚腹泻（肺癌术后腹泻）

王某，男，69 岁，2012 年 11 月 20 日。

初诊 左肺癌术后 3 月，现腹泻 1 周，伴嗳气，频转矢气，体弱乏力，食少难消，口干喜热饮。舌花剥苔，脉沉弦滑略无力。

病史 肺癌术后给予化疗，现腹泻，家人欲求中医调理。

辨证 本案系脾胃虚弱，水湿内停所致。因患者肺癌术后，体质虚弱，脾胃纳运失常，清浊混杂而下，水走肠间而致腹泻。湿阻气机，则见嗳气，频转矢气。脾胃虚弱，食欲欠佳，故体弱乏力。水湿内停，津液不能上承，则口干喜热饮。舌花剥苔乃饮食不化所致，脉沉弦滑略无力为脾虚之象。

治法 健脾和胃，渗湿止泻。

方药 生晒参 15g，焦术 15g，茯苓 15g，半夏 15g，陈皮 15g，砂仁 15g，炙甘草 10g，神曲 15g，炒麦芽 15g，莲子肉 20g。

7 剂。日 1 剂水煎，早晚分服。

二诊 2012 年 11 月 27 日。服上方好转，苔白，脉沉弦滑而无力。上方加芡实 20g。14 剂。

按语 上述两案均为脾虚作泻，故均以四君子汤为基础方。其中病案二系脾胃虚寒所致，治当温中祛寒，健脾祛湿止泻。方用人参汤加减。方中党参益气健脾；炮姜温中祛寒，共为君药。臣以白术、茯苓健脾祛湿。佐以砂仁理气化湿；厚朴行气消胀，气化则湿化；补骨脂温补命门，使火能生土。炙甘草调药温中，为佐使药。二诊时，泻止，胃胀痛减轻，加陈皮健脾祛湿，理气和胃。

病案三系脾胃虚弱，运化失司所致。方中以甘温人参为君，大补元气。臣以苦温之白术，健脾燥湿；甘淡茯苓，健脾渗湿，苓、术相配，则健脾止泻之功益著，共为臣药。伴有胃气失和，食少难消，故又佐以半夏、陈皮、砂仁理气和胃；神曲、麦芽消食和胃；莲子肉既可补益脾气，又可固肠止泻，《本草纲目》称其"交心肾，厚肠胃，固精气，强筋骨，补虚损……止脾泄久痢"。佐使以炙甘草调药和中。全方共奏健脾和胃，渗湿止泻之功。二诊时，加芡实以增健脾止泻之力。

病案四 肝脾不和（直肠炎）

申某，男，36 岁，2011 年 9 月 29 日初诊。

初诊 腹泻 5 月余，日 3～4 次，伴下腹部不适，腹痛则泻，泻后痛稍减，遇寒或情志不遂时加重，嗳气，唇暗。舌淡暗，脉弦。

病史 2011 年 4 月西医诊断为直肠炎，经中西医治疗无明显好转。

辨证 情志不遂，肝气郁结，横克脾土，脾失健运，故腹泻，情志不遂时尤甚，其特点为泻必腹痛，正如《医方考》曰："泻责之脾，痛责之肝，肝责之实，脾责之虚，脾虚肝实，故令痛泻"。肝气犯胃，胃失和降，故见嗳气。舌淡，脉沉弦为肝旺脾虚之象。

治法 疏肝理气，扶脾止泻。

方药 焦术 15g，酒芍 15g，陈皮 15g，防风 15g，芡实 25g，木香 10g，砂仁 15g，炙甘草 15g。

14 剂。日 1 剂水煎，早晚分服。

二诊 2011 年 10 月 13 日。大便日 2 次，质略稀，舌淡，脉沉弦而无力。上方加五味子 15g。7 剂。

三诊 2011 年 10 月 20 日。大便基本正常，舌淡，脉沉弦而无力。上方加葛根 15g。7 剂。

继服 7 剂，基本痊愈，随访半年未复发。

按语 本案为肝脾不和所致，方用痛泻要方加味。方中白术补脾燥湿以治土虚，为君药。白芍柔肝缓急止痛，为臣药。二者配伍，培土抑木，调和肝脾。陈皮理气和胃；木香、砂仁芳香化湿，行气止痛；芡实补脾益肾，固肠止泻，以上为佐药。方中配伍防风，取其升散之性，与白术配伍可升发脾胃清阳，与白芍相伍可疏解肝郁，且有胜湿止泻之功，又为脾经引经药，故兼具佐使之用。炙甘草调和诸药，为使药。二诊时，加五味子以增涩肠止泻之效。三诊时，加葛根以增升发脾胃清阳之功。

病案五 命门火衰（慢性结肠炎）

孙某，男，36 岁，2011 年 9 月 20 日初诊。

初诊 腹泻 3 年余，遇冷则加重，日 3～4 次。平素动则汗出，乏力，畏寒，记忆力减退，偶有尿频感，性生活后腰膝酸软明显。舌淡苔薄白，脉沉滑无力。

病史 患慢性结肠炎 3 年余，近两月腹泻逐渐加重。

辨证 本案系肾阳虚衰，不能温煦脾土所致。久病肾阳虚衰，命门火衰不能温煦脾胃，而致水湿停聚，下注大肠而成泄泻；脾肾阳虚，故畏寒，腰膝酸软，乏力健忘。舌淡苔薄白，脉沉滑无力为脾肾阳虚之象。

治法 温肾暖脾，涩肠止泻。

方药 吴茱萸 10g，五味子 15g，肉豆蔻 10g，补骨脂 15g，茯苓 20g，炒芡实 30g，炒山药 25g，山茱萸 15g，焦术 15g。

7 剂。日 1 剂水煎，早晚分服。

二诊 2011 年 9 月 27 日。大便已成形，日 2 次。继用上方。14 剂。

三诊 2011 年 10 月 11 日。诸症明显好转，舌苔薄白，脉沉滑。上方加骨碎补 15g。7 剂。

四诊 2011 年 10 月 18 日。大便基本正常，仍偶有尿频。上方加益智仁 15g。7 剂。

按语 久泻不可专责于脾，亦当责之于肾。《景岳全书》云："肾为胃关，开窍于二阴，所以二便之开闭，皆肾脏之所主，今肾中阳气不足，则命门火衰……即令人洞泄不止也。"治用四神丸加味。方中补骨脂为君，以其辛苦性温，善补命门之火以温养脾土。肉豆蔻温脾暖胃，涩肠止泻为臣药，君臣相配，脾肾兼治，温肾暖脾，固肠止泻。吴茱萸辛苦大热，温暖肝脾肾以散阴寒；五味子酸温，固肾涩肠止泻；茯苓、白术、山药健脾渗湿止泻；山茱萸补肾，既可止小便频数，又可治大便泄泻，《本草新编》曾记载："人有五更泄泻，用山茱萸……三日而泄泻自愈。"芡实补脾肾，涩肠止泻，以上共为佐药。三诊时，加骨碎补以补肾止泻，《本草纲目》称其"能入骨治牙，及久泄痢"。四诊时，加益智仁温肾缩泉止尿频。

第十三章 便 秘 案

病案一 气滞便秘

李某，女，42 岁，2012 年 3 月 3 日初诊。

初诊 便秘多年，大便干燥，数日 1 行，甚或 1 周，秋冬季加重，腹胀，胸闷。近 2 月月经量少，经行 1 天即止，有血块，畏寒，手足冷，乏力，抑郁易怒。舌淡红，苔薄白，脉弦。

病史 2012 年 1 月体检时发现子宫肌瘤，余未见异常改变。

辨证 本案为气秘。《症因脉治·大便秘结论》云："气秘便结之因，诸气怫郁，则气壅大肠，而大便秘结。"大肠主通降，以气为用。气机郁滞，则腑气不通而致便秘，大便不爽。气为血之帅，气机郁滞则血运不畅，故月经量少伴血块。气机郁滞，阳气不能布散，故畏寒，手足冷。抑郁、腹胀均为肝气郁滞所致。舌淡红，苔薄白，脉弦为气滞之象。

治法 调气行滞，润肠通便。

方药 木香 10g，枳壳 15g，当归 20g，莱菔子 15g，桃仁 15g，杏仁 15g，香附 15g，炙甘草 15g，陈皮 15g。

7 剂。日 1 剂水煎，早晚分服。

二诊 2012 年 3 月 10 日。上方服 3 剂，排便 1 次，质不甚干，手足转温，小便多，夜尿频，性冷淡，舌淡，苔薄白，脉沉弦。上方加肉苁蓉 40g，锁阳 20g。7 剂。

三诊 2012 年 3 月 17 日。大便 2 天 1 次，排便畅通，性欲仍冷淡，舌淡边有齿痕，苔薄白，脉沉弦略无力。上方加淫羊藿 25g。14 剂。

按语 本案系气秘之证，《证治汇补·秘结》云："气滞者疏导之。"方中木香、莱菔子行气导滞，消食通便，为君药。陈皮、枳壳、香附行气疏肝，助君药行气导滞，为臣药。气机郁滞，血运不畅，故佐以当归养血活血；桃仁活血祛瘀，此二者又皆可润肠通便；肺与大肠相表里，又佐以杏仁利肺气以通便，尤能"润大肠气秘"（《珍珠囊》）。炙甘草调和诸药，为使药。二诊时，小便多，夜尿频，性冷淡为肾阳虚衰之象，故加入肉苁蓉、锁阳温肾助阳，润肠通便。三诊时，加淫羊藿补肾助阳。

病案二 血虚气滞

王某，女，22 岁，2012 年 4 月 15 日初诊。

初诊 便秘，4～7 日一行，质干，经来腹痛，双乳胀，腰痛，手足不温，月经后期，量少，伴血块。舌淡苔薄白，脉弦缓。

病史 习惯性便秘 3 年余，经常自行服用导泻药，未经系统治疗。

辨证 本案便秘系血虚气滞所致。《血证论》云："凡有所瘀，莫不壅塞气道，阻滞生机"。血虚津少，不能下润大肠，故大便干燥。经来腹痛，双乳胀为气机阻滞所致。月经后期，量少，伴有血块为血虚气滞之征。腰痛，手足不温乃兼有肾阳不足。舌淡苔薄白，脉弦缓为血虚之象。

治法 养血活血，行气通便。

方药 熟地 20g，当归 20g，酒芍 15g，肉苁蓉 20g，枳壳 15g，莱菔子 15g，香附 15g，桃仁 15g，炙甘草 15g，火麻仁 20g。

7 剂。日 1 剂水煎，早晚分服。

二诊 2012 年 4 月 22 日。服药后大便通畅，诸症均明显好转，舌淡苔白，脉弦缓。继用上方。14 剂。

按语 《素问·至真要大论》云："燥者濡之"。血虚失于滋润，治当补血润燥。方中熟地、当归、酒芍、火麻仁养血和血，润肠通便。桃仁活血化瘀，行血滞而润肠通便。枳壳、莱菔子、香附行气导滞以通便；肉苁蓉温补肾阳，润肠通便。炙甘草调和诸药。二诊时，诸症明显好转，大便通畅，故效不更方，继服 14 剂以巩固疗效。

病案三 肾虚便秘

张某，女，40 岁，2010 年 4 月 6 日初诊。

初诊 便秘 10 余年，3～4 日一行，干燥，面部时发痤疮，食欲欠佳，眠差多梦，小便多，畏寒，眩晕，卧则加重，月经量少，色淡。舌淡苔白，脉沉。

病史 习惯性便秘 10 余年。

辨证 本案便秘系肾虚开合失司所致。便秘虽属大肠传导功能失常，但与肾亦甚为密切。肾主五液而司二便，肾阳虚弱，气化无力，津液不布，故小便多，畏寒。肾虚精亏，肠失濡润，传导不利，故大便不通。肾精亏虚，髓海失养则眩晕；月经量少，色淡，眠差多梦为精血不足所致。舌淡苔白，脉沉为肾虚之象。

治法 温肾益精，润肠通便。

方药 肉苁蓉 40g，当归 20g，枳壳 15g，黑芝麻 25g，牛蒡子 15g，升麻 10g，泽泻 10g，生何首乌 20g。

7 剂。日 1 剂水煎，早晚分服。

二诊 2010 年 4 月 13 日。大便每日 1 次，但不爽，伴头晕，舌暗少津，脉沉。上方去茯苓、泽泻，加桃仁 15g，黄芪 25g。7 剂。

三诊 2010 年 4 月 20 日。大便通畅，诸症均明显好转，舌淡苔白，脉沉。上方加生晒参 10g。7 剂。

按语 本案便秘系肾虚所致，治当温肾益精，润肠通便。《兰室秘藏》曰："治法云：肾恶燥，急食辛以润之。结者散之。如少阴不得大便，以辛润之。"选用济川煎加减。方中肉苁蓉为肾经专药，既可温肾助阳，又能益精润肠，为肾虚便秘之要药，故为君药。当归养血润肠，为臣药。黑芝麻、生何首乌养血补肾，润肠通便；肺与大肠相表里，牛蒡子宣肺以助通便；枳壳下气宽肠；泽泻渗利小便，以泻肾浊，使全方补而不滞；升麻升清阳，有"欲降先升"之妙，与枳壳相配，一升一降，使清气得升，浊气得降，大便自行，以上共为佐药。诸药合用，即可温肾益精治本，又可润肠通便治标。二诊时，大便通畅，日1次，但舌上少津，故去泽泻；舌暗示有血瘀之象，加桃仁以活血通便；大便不爽，伴有头晕，有气虚之征，故加黄芪益气补中。三诊时，诸症明显好转，加人参补气健脾以助运化。

第十四章 呕 吐 案

病案一 脾虚伤食

黄某，男，13岁，2012年2月14日初诊。

初诊 呕吐1年余，饮食不慎则发，现呕吐2日。平素食少难消，体瘦乏力，偶胃痛，大便略秘。舌略淡，苔白，脉缓。

病史 日前因家庭聚餐，饮食不适而致呕吐。

辨证 本案系脾胃虚弱，饮食伤中所致。脾胃素虚，水谷腐熟运化不及，故饮食稍有不慎则中焦气机受阻，胃气不得和降而生呕吐。气机郁滞，食伤胃脘，故胃痛，大便秘结。食少、乏力、体瘦为脾胃虚弱之征。舌略淡，苔白，脉缓为脾虚之象。

治法 健脾理气，消食和胃。

方药 党参10g，焦术10g，茯苓15g，半夏10g，陈皮15g，鸡内金15g，焦三仙各10g，炙甘草10g，砂仁10g。

7剂。日1剂水煎，早晚分服。

二诊 2012年2月21日。上药服2剂，呕止，食欲好转，仍时胃痛。上方加香附15g。7剂。

三诊 2012年2月28日。胃痛止，食增，舌尖微红。上方加连翘10g。7剂。

按语 素质脾胃虚弱，食难消化，饮食不节则致呕吐。方中四君子汤健脾益气；陈皮、半夏理气和胃，降逆止呕；砂仁、焦三仙、鸡内金消食理气和胃。二诊时，加香附理气开郁以止胃脘疼痛。三诊时，虽无明显不适，但舌尖微红，乃食积化热之象，故加连翘清热散结。嘱患者注意饮食，忌食辛辣生冷黏滑油腻之品，并适当锻炼，不可过劳。

病案二 胆热犯胃（慢性胆囊炎）

郝某，女，14岁，2012年8月24日初诊。

初诊 呕吐1个月余，食入即吐，吐酸呕苦，余无它症。舌苔白腻，脉略数。

病史 素常口苦，胁连脘痛，1个月前因饮食油腻而发呕吐，就诊于医院，诊断为慢性胆囊炎，经治疗未见明显好转。

辨证 本证是胆热犯胃所致。胆热犯胃，胃失和降则见呕吐。热属阳，阳主动，其性急，故食入即吐。胆热上蒸，则口苦或吐苦水。舌苔白腻，脉略数为胆热之象。

治法 清热和胃，降逆止呕。

方药 黄连10g，竹茹15g，陈皮15g，半夏15g，枳实15g，白豆蔻10g，砂仁15g，炙甘草10g，生姜15g，茯苓20g。

7剂。日1剂水煎，早晚分服。

二诊 2012年8月31日。呕止，舌淡苔薄白，脉略数。继用上方。7剂。

按语 《素问·至真要大论》云："诸逆冲上，皆属于火"，"诸呕吐酸，暴注下迫，皆属于热"。《杂病源流犀烛·呕吐哕源流》云："呕苦水则由邪在胆，胆上乘胃，故逆而吐胆汁，以致呕为苦水也。"方用黄连温胆汤加减。方中以黄连为君，入肝胆脾胃经，清热泻火，《医学心悟·呕吐》云："若拒格饮食，点滴不入者，必用姜水炒黄连以开之，屡用屡效"。以半夏、竹茹为臣，半夏善能降逆和胃止呕；竹茹长于清胆和胃，《药品化义》称其"治胃热噎膈……胆胃热痰之症，悉能奏效"。陈皮、枳实理气和胃；白豆蔻、砂仁芳香醒脾和胃；茯苓健脾渗湿；生姜和胃止呕，共为佐药。炙甘草调和诸药为使。二诊呕吐止，继服7剂，以善其后。

第十五章 呃 逆 案

病案 胃虚气逆（胃肠功能紊乱）

王某，男，80 岁，2010 年 12 月 11 日初诊。

初诊 呃逆，伴胃肠灼热感 1 年余，多处求医，治疗均未见明显效果。伴手足麻，食少纳呆，乏力，胃脘不舒，大便秘结，3～4 日一行，时有腹胀。舌淡苔薄白，脉沉弦滑。

病史 西医诊断为胃肠功能紊乱。脑部 CT：脑供血不足。

辨证 本案系胃虚气逆所致。年老中气虚弱，升降失常，气机上逆则呃逆。气郁化火，则见胃脘灼热不适。中焦气机不畅，脾胃纳运失常，则见食少纳呆，大便秘结，时有腹胀。气虚不能荣养四肢，故乏力，手足麻木。舌淡苔薄白，脉沉弦滑为胃虚气逆之象。

治法 益气降逆止呃。

方药 旋覆花 15g，代赭石 20g，生晒参 10g，半夏 15g，陈皮 15g，川楝子 15g，莱菔子 15g，枳壳 15g，瓜蒌仁 15g，炙甘草 10g。

5 剂。日 1 剂水煎，早晚分服。

二诊 2010 年 12 月 16 日。仍时有呃逆。上方代赭石用 30g，加柿蒂 15g，竹茹 20g。7 剂。

三诊 2010 年 12 月 23 日。呃逆止，大便通畅，但手足仍麻。上方去川楝子、莱菔子，加天麻 15g，川芎 15g。7 剂。

按语 本案系胃虚气逆所致，方用旋覆代赭汤加减。方中旋覆花入肺胃经，功擅降逆下气。代赭石质重主降，能"镇逆气，降痰涎"（《医学衷中参西录》），长于重镇胃气。半夏、川楝子、枳壳、陈皮降逆理气和胃；莱菔子、瓜蒌仁理气，润肠通便。人参益气和中，既复中虚气弱之本，又能防止代赭石等重镇之品伤伐中气。炙甘草调药和中。二诊仍见呃逆，故加重代赭石用量以重镇降逆。清·罗美云："代赭石得土气之甘而沉者，使之敛浮镇逆，领人参以归气于下"（《古今名医方论》），张锡纯《医学衷中参西录》云："降胃之药，实以赭石为最效。"又加入柿蒂降逆止呃，为治呃逆之要药；竹茹清热和胃降逆。三诊呃逆止，大便通，去川楝子、莱菔子，但手足仍麻，故加天麻平肝舒筋，川芎行气活血通经。

第十六章 腹 痛 案

病案一 寒凝气滞

金某，男，39 岁，2009 年 3 年 3 初诊。

初诊 两侧少腹疼痛 1 年余，近 3 日加重，弯腰时痛甚，久坐背部不适感明显，喜暖恶寒。舌淡苔白，脉沉弦。

病史 长期在地下工作室，近日因受凉而少腹疼痛加重。

辨证 本案系肝肾阴寒，寒凝气滞所致。肝肾同属下焦，肝经循少腹、络阴器，肾经贯脊，络膀胱，若寒客肝肾，气机阻滞，即可见两侧少腹疼痛。喜暖恶寒，为阳气被遏不能布散所致。舌淡苔白、脉沉弦为寒凝气滞之象。

治法 温暖肝肾，理气止痛。

方药 盐茴香 10g，青皮 15g，木香 10g，川楝子 15g，乌药 15g，砂仁 15g，炙甘草 15g，香附 15g，厚朴 15g，茯苓 20g，草豆蔻 15g。

7 剂。日 1 剂水煎，早晚分服。

二诊 2009 年 3 月 10。明显好转，偶腰痛，舌淡苔白，脉沉弦滑。上方去草豆蔻，加葫芦巴 15g。7 剂。

按语 寒凝气滞之小腹疼痛，多因久居寒室，肝肾受寒所致。方中小茴香、乌药为君，小茴香温肝肾，散寒邪，理气止痛；乌药暖下元，"治一切气，除一切冷"（《日华子本草》）。臣以草豆蔻、砂仁温中散寒，行气止痛。佐以香附、厚朴、木香、青皮、川楝子疏肝行气；茯苓健脾利湿，培土以抑木。甘草调和药性。诸药配伍，温肝肾，解寒凝，使气得宣通，寒凝得消。二诊明显好转，偶见腰痛，故去草豆蔻，加葫芦巴补肾阳，祛寒湿，继服 7 剂，巩固疗效。

病案二 脾肾虚寒

李某，男，10 岁，2009 年 8 月 15 日初诊。

初诊 脘腹疼痛 2 年余，每因饮食生冷及遇寒发作。近日天气炎热，贪食冰点及冷饮，引发腹痛，甚则上连胃脘，下及小腹，隐隐作痛，喜温欲按，伴厌食，遗尿。舌淡苔白，脉沉无力。

病史 西医各项辅助检查均未见明显异常。

辨证 脾肾阳虚，寒从中生，脾胃居中焦，故腹痛常连及胃脘。肾居下焦，寒邪下侵则小腹作痛。素体阳虚，不胜寒凉，故遇冷则痛。喜温欲按是为虚寒；厌食是为脾胃虚寒，腐熟水谷无力。夜间遗尿是为下元虚冷，膀胱失约。舌淡苔白，脉沉无力为虚寒之象。

治法 温虚脾肾。

方药　党参 10g，炒白术 10g，茯苓 15g，砂仁 10g，益智仁 10g，乌药 10g，炙甘草 10g，山药 15g，吴茱萸 10g，石菖蒲 6g。

7 剂。日 1 剂水煎，早晚分服。

二诊　2009 年 8 月 22 日。服上方 4 剂腹痛消失，但后因食凉物而又作痛。上方加盐茴香 6g。7 剂。

三诊　2009 年 8 月 29 日。上述症状基本消失。继服上方。7 剂。

按语　小儿脾肾虚寒，多因素体阳虚，肾寒不能温煦脾胃，或因饮食、药物等寒凉之品，损伤脾胃，寒凉下侵伤及肾阳所致。方中四君子汤（党参、白术、茯苓、甘草）健脾益气以治中虚。缩泉丸（乌药、益智仁、山药）温暖下元，缩尿止遗以治下元虚寒。吴茱萸温脾肾，祛寒止痛；砂仁温中止痛；石菖蒲祛膀胱虚寒，《本草求真》云："石菖蒲能温肠胃，肠胃既温，则膀胱之虚寒小便不禁自止"。二诊时，加入盐茴香散寒止痛，和胃理气。三诊时，诸症基本消失，效不更方，继服 7 剂以巩固疗效。嘱患者注意饮食，勿食生冷。

第十七章 胁痛案

病案一 气滞血瘀（慢性胆囊炎）

邱某，女，50 岁，2008 年 10 月 11 日初诊。

初诊 近日因情绪波动右胁疼痛加重，连及胸背，甚则影响生活与睡眠。伴呕哕、食少，饱则痛增，劳则痛剧，已闭经 2 年。舌暗苔白，脉沉弦。

病史 患慢性胆囊炎 3 年，经常胁肋疼痛，1 年前又发生心绞痛，曾住院治疗好转。

辨证 《灵枢·五邪》云："邪在肝，则两胁中痛……恶血在内。"肝主疏泄，两胁为肝经循行部位，疏泄失职，气机不畅，故胁肋疼痛。气能行血，气滞血瘀，故胸背痛有定处。肝气犯胃，胃气上逆，故呕哕食少。舌暗为瘀血之征，气机郁滞，故脉沉弦。

治法 疏肝解郁，活血化瘀。

方药 柴胡 15g，酒芍 15g，川芎 15g，当归 15g，郁金 15g，延胡索 15g，丹参 20g，三七粉 8g（冲），半夏 15g，枳壳 15g，炙甘草 15g。

7 剂。日 1 剂水煎，早晚分服。

二诊 2008 年 10 月 18 日。服药后右胁痛明显缓解，胸背痛止，微咳，舌淡暗，苔白，脉弦。上方加桔梗 15g。7 剂。

服上方 7 剂后右胁痛消失，咳止。

按语 该患已胁痛三年之久，乃属气滞血瘀之体。肝藏血，心主血，血瘀日久，累及于心，而发胸痹心痛。现虽以胁痛为主，但仍兼有心血瘀阻之证，故治宜疏肝理气，活血化瘀，兼顾胸痹心痛。方用柴胡疏肝散疏肝理气，加入活血化瘀之品。方中柴胡入肝经，具辛散之性，疏肝解郁，为君药。白芍味酸，养血敛阴柔肝，为臣药。两药相伍，条达肝气，补养肝血，合肝体阴用阳、藏血主疏泄、喜条达恶抑郁之性。气行则血行，气滞则血凝，故又臣以川芎行气活血，枳壳行气宽胸。郁金、延胡索活血止痛，行气解郁；丹参、当归活血祛瘀，养血和血；三七化瘀定痛，皆为佐药，以增活血行气之力。气机不畅，胃失和降，故佐半夏降逆和胃止呕。炙甘草为使药，调和药性。服药 7 剂，病情明显缓解，但又见咳嗽，此为肺气失和，故二诊加入桔梗，开宣肺气，止咳化痰。又服 7 剂后，诸症消失。

病案二 肝郁血虚（急性胆囊炎）

李某，女，34 岁，2012 年 3 月 31 日初诊。

初诊 右胁胀痛日益加重，现痛及背部，食后为著，饮食乏味，厌油腻，食后胃胀，失眠多梦，月经后期，量少色淡。舌淡，有齿痕，苔薄白，脉滑略数。

病史 平素急躁易怒，因右胁疼痛 2 周到医院求诊，经治疗有所缓解，西医诊断为急性胆囊炎、胆囊结石、脂肪肝。

辨证 《素问·脏气法时论》云："肝病者，两胁下痛引少腹，令人善怒。"肝为刚脏，喜条达，恶抑郁。肝失疏泄，气机郁滞，故急躁易怒，胁肋胀痛，背痛。肝主藏血，肝气郁滞则藏血失职，以致肝血亏虚，故月经后期，量少色淡，甚则心血不足，心神失养，而见失眠多梦。肝郁克伐脾土，脾失健运，故饮食乏味，厌油腻。舌淡有齿痕，为脾虚之征。气郁化火，故见数脉。

治法 疏肝养血。

方药 柴胡15g，酒芍15g，当归15g，白术15g，郁金15g，金钱草30g，海金沙25g，鸡内金15g，川楝子15g，延胡索15g，枳实15g，炙甘草15g，丹皮15g。

7剂。日1剂水煎，早晚分服。

二诊 2012年4月7日。服药后显著好转，胁肋胀痛已不明显，背不痛，胃不胀，舌淡，有齿痕，脉滑。上方加茯苓20g。7剂。

服上方7剂后，饮食增加，情志转舒，胁肋胀痛消失。

按语 肝藏血，主疏泄，以血为体，以气为用。肝失疏泄则藏血失职，肝血不足则疏泄不利，因此，肝郁常与血虚并见。治宜疏肝养血，方用逍遥散加减。方中柴胡苦平，疏肝解郁。白芍苦酸，养血柔肝，两药配伍，为疏肝解郁的常用配伍。当归养血和血，增养血之力；郁金行气活血，增止痛之力。肝木乘脾土，脾虚失健，故用白术补气健脾。脉象略数，为气郁化火之征，故用川楝子疏肝行气，清泄肝火止痛；延胡索行气活血止痛，两药配伍为金铃子散，为治肝郁化火之常用方。丹皮清热凉血活血。食后胃胀，故用枳实行气消痞，与白术配伍，具健脾行气之功。因患结石，故用金钱草、海金沙、鸡内金化坚消石，鸡内金又可运脾健胃。炙甘草补气健脾，调和诸药。服药7剂，疗效显著，但舌仍有齿痕，为脾虚之象，故二诊加入茯苓，健脾利湿。又服7剂后，患者情志正常，食欲增加，已无胀痛症状。

病案三 肝郁血虚（慢性肝炎）

张某，女，36岁，2007年5月12日初诊。

初诊 常两胁疼痛已多年，但不影响正常生活。两月前因人工流产，加之情志不快而胁痛加重。现两胁胀痛，伴有头晕，心悸，少寐多梦，纳谷不馨，四肢无力，易于疲劳，时而乳房胀痛，急躁易怒，大便溏，日3～5次，月经未至。舌质淡苔白，脉弦缓无力。

病史 2001年因胁肋疼痛，到医院检查，诊断为慢性肝炎，2003年又患慢性结肠炎，饮食不节则腹泻，患怒或饮食过饱则胁痛。实验室检查：肝功正常。

辨证 该证属肝郁血虚，肝藏血，主疏泄，以血为体，以气为用，该患病慢性肝炎多年，其疏泄与藏血功能均已失常，故而两胁作痛。加之人工流产，损伤阴血，血虚愈甚。因流产而悲伤，情志郁闷，肝郁益重，故而胁痛增剧。肝在志为怒，其经脉夹胃，属肝，络胆，上贯膈，布胁肋，肝郁气滞则其人善怒，胁肋疼痛，乳房胀痛。营血不足，则月经不应期而至。血虚失养则心悸头眩，失眠多梦。肝郁乘脾则纳谷不佳，大便溏薄。舌质淡为血虚之象，脉弦缓无力为肝郁脾虚之征。

治法 疏肝解郁，养血健脾。

方药 柴胡15g，酒芍15g，当归15g，焦术10g，茯苓15g，熟地15g，陈皮15g，香附 15g，郁金 15g，炒酸枣仁 20g，炙甘草 15g。

7 剂。日 1 剂水煎，早晚分服。

二诊 2007 年 5 月 19 日。服后胁痛明显减轻，心悸与睡眠好转，食欲无改善。上方加炒麦芽 25g。7 剂。

三诊 2007 年 5 月 26 日。胁痛与饮食均较前有明显改善，睡眠尚感不足。上方加柏子仁 20g。7 剂。

四诊 2007 年 6 月 2 日。诸症不著。上方加山药 20g，枸杞 20g。14 剂。

按语 本案为虚实夹杂之证，实者为肝郁气滞，虚者为营血不足。肝以血为体，以气为用，肝气郁结，气阻胁络则胁肋胀痛；肝血不足，肝体失荣则胁肋隐痛。正如《医学入门·胁痛》所云："实者，肝气实也，痛则手足烦躁不安卧……虚者，肝血虚也，痛则悠悠不止，耳目眩睄，善恐，如人将捕"。治宜疏肝与养血并举，方用黑逍遥散加减。方以柴胡疏肝解郁，以白芍养血柔肝，柴胡得白芍疏肝解郁而无劫阴之弊，白芍得柴胡敛阴养血而奏柔肝之功，二者共为君药。臣以当归养血，乃血中之气药，与白芍相伍，补血和营，补中有动，补血而不碍气。熟地益精养血，得当归则补中有行，可助"中焦受气取汁，化赤为血"，得白芍则补中有收，使血归藏于肝，有补而不失之用。香附入肝行气，乃气病之总司，能上入胸膈，下达肝肾，与柴胡为伍，以收疏肝解郁，理气止痛之功。郁金能散肝郁，顺逆气，"上达高巅，善行下焦，心肺肝胃气血火痰郁遏不行者最验"（《本草汇言》）。陈皮理气和胃，疏肝理脾，《本草经百种录》称其"乃肝胆通气之药也，故凡肝气不疏，克贼脾土之疾，皆能已之"。佐以白术、茯苓健脾祛湿，与柴胡、白芍配伍，有培土抑木之效。酸枣仁养血宁心，既可助当归、熟地、白芍养血，又可配茯苓宁心安神。使以炙甘草调药和中。全方疏肝与养血并重，兼以健脾和胃，养心安神。二诊胁痛明显减轻，心悸与睡眠好转，表明气滞易舒，血虚难复，其食欲无改善，故加炒麦芽以消食和胃，增其饮食，以助水谷运化，而益生化之源。三诊胁痛继续好转，饮食有增，唯睡眠不足，故加柏子仁以助养心安神之力。四诊诸症不著，但血虚尚难全复，故入枸杞以益肝肾，养精血，加山药补脾益肾，并补先后两天，以培气血生化之本。

这里需要注意的是：处方用药要注意虚实之轻重，重点要注意理气与养血的关系。理气太过则有碍养血，因理气药多属香燥之品，易于耗伤阴血；理气太过亦易于伤脾，加重脾失健运，特别是兼有脾虚便溏泄泻之人，过于行气则脾阳不升，湿随气下而加重腹泻。养血药亦不要用量过重，因为养血药多为滋腻柔润之品，滋腻太过，非但有碍疏肝理气，尤能助湿碍脾，不仅有妨饮食之运化，更可加重腹泻便溏，且不利于生血。本案中熟地、当归仅各用 15g，且佐以白术、茯苓。行气药仅用香附、郁金，且用较为缓和之陈皮，行气之中有健脾和胃之功。气滞已疏则加用枸杞等药性平和的益精养血之品。

病案四 肝郁痰湿（脂肪肝）

郑某，男，45 岁，2012 年 5 月 7 日初诊。

初诊 右胁隐痛 4 年，每因情志变化或食油腻后加重，食少难消，食后脘腹常觉胀满，便溏，每日 4～5 次。舌淡，苔白腻，脉弦。

病史 嗜酒 10 余年，轻度脂肪肝。

辨证 胁肋属肝，肝气郁滞，气机不畅，故胁肋疼痛。因患者长期饮酒，易生痰湿，湿邪下注，故便溏。情志波动则气滞加重，过食油腻则湿邪更盛，故而疼痛加重。湿阻气机，胃气失和，故食少难消，食后胀满。舌苔白腻，为痰湿之象，脉弦为气滞之征。

治法 疏肝解郁，燥湿化痰。

方药 柴胡15g，酒芍15g，茯苓25g，半夏15g，陈皮15g，郁金15g，川芎15g，焦三仙各15g，炙甘草15g，延胡索15g，枳实15g。

7剂。日1剂水煎，早晚分服。

服上方7剂后，右胁疼痛明显缓解，大便1日1~2次，苔白不腻。守方继服7剂，嘱其注意饮食，适当运动。

按语 酒乃水谷之精，《本草求真》云："水酒藉曲酿醖，其性则热；酒藉水成，其质则寒"，"入胃则气逆，上壅满胸，则肝浮胆横"。酒属水性，饮酒过度则水湿内停，湿阻气机，肝失疏泄，胃失和降。治宜疏肝和胃，燥湿化痰，方用四逆散合二陈汤加味。方中柴胡辛散疏肝，行气解郁。白芍酸收，养血柔肝。枳实理气解郁散结，与柴胡配伍，一升一降，增调畅气机之功；与白芍相伍，一气一血，能理气和血，使气血调和。炙甘草调和药性，益脾和中。以上四药组成之四逆散，是治疗肝气郁滞证之基础方。患者平素嗜酒，且便溏，舌苔白腻，此为痰湿壅盛之象，故用半夏降逆和胃，尤善燥湿化痰，为治湿痰之要药。陈皮理气行滞，和胃燥湿。茯苓渗湿化痰。以上三药加炙甘草乃二陈汤，是治湿痰证之基础方。方中用川芎、郁金、延胡索，行气活血，以增止痛之力。加焦三仙消食和胃。服药7剂，疼痛明显缓解，继服7剂，诸症悉除。并嘱病人注意饮食调节，限制饮酒，增加运动量，以善其后。

病案五 寒凝气滞

傅某，男，62岁，2010年7月11日初诊。

初诊 站立或行走时胁下胀痛8年余，近因纳凉饮冷而痛甚，左右两胁窜痛，胃脘胀闷，噫气。有时牵引睾丸疼痛，畏寒喜暖。舌略暗，苔白，脉弦。

病史 B超检查脾、胰正常，肝弥漫性改变，胃镜示慢性浅表性胃炎。

辨证 肝属下焦，寒性下侵，寒客肝脉，气滞不通，故胁下胀痛。肝经过腹环阴器，寒凝气滞，故牵引睾丸疼痛。寒伤阳气，失于温煦，故畏冷喜热。肝寒犯胃，则胃脘胀闷、噫气。舌略暗，乃瘀滞之象，寒凝气滞，故脉弦。

治法 疏肝行气，散寒止痛。

方药 乌药15g，柴胡15g，半夏15g，厚朴15g，枳实15g，砂仁15g，橘核15g，盐茴香10g，木香10g，香附20g，炙甘草15g，沉香8g，川楝子15g，酒芍20g。

7剂。日1剂水煎，早晚分服。

二诊 2010年7月18日。服药后胁下胀痛显著减轻，无噫气，脘腹时有微痛。上方加肉桂10g。14剂。

服上方14剂后，胁痛消失，脘腹转舒，饮食正常。

按语 寒凝肝脉，多由居处寒湿，恣食生冷，或外寒内侵所致。《素问·举痛论》云："寒气客于厥阴之脉，厥阴之脉者，络阴器，系于肝，寒气客于脉中，则血泣脉急，故胁肋与少腹相引痛矣。"方用柴胡疏肝散与木香调气散加减。方中柴胡入肝达胁，疏肝解郁，白芍柔肝止痛，木香行气散结，香附理气止痛，厚朴下气消胀，枳实行气破坚，沉香散寒行气。茴香温肝散寒，乌药温中暖肝，橘核行气散结，川楝子理气止痛，半夏降逆和胃，砂仁理气和胃。炙甘草和中益气，调和诸药。全方共奏疏肝解郁，温肝散寒，调肝和胃，行气止痛之功。服药7剂，胀痛症状显著减轻，噫气止，但小腹时有微痛，此为寒邪未尽，故二诊时加辛热之肉桂，温肝散寒止痛。又服14剂后，诸症消失。

病案六　肝胆郁热（乙型肝炎）

卢某，女，47岁，2008年4月19日初诊。

初诊　近因劳累，两胁及胸背痛明显，甚则不得卧，卧则憋闷刺痛。口苦，食欲不振，呕恶，心烦，眠差，便秘。舌略暗尖红，苔白微黄，脉弦。

病史　患乙型肝炎多年，平素急躁易怒，常两胁及胸部疼痛，心电及心脏B超检查正常。

辨证　《灵枢·经脉》云："胆足少阳之脉……是动则病口苦，善太息，心胁痛，不能转侧……"肝与胆相表里，少阳经气运行不畅，故两胁及胸部疼痛。人卧血归于肝，卧则气血行迟，故卧则痛甚。气机郁滞，郁而化热，故口苦，便秘。胆胃不和，胃气上逆，故见不寐以及食欲不振与呕恶。气郁化火，故舌尖红，脉弦。

治法　清利肝胆，理气活血。

方药　柴胡15g，黄芩15g，半夏15g，郁金15g，丹参20g，延胡索15g，川楝子15g，枳实15g，当归15g，炙甘草15g，桃仁15g。

7剂。日1剂水煎，早晚分服。

二诊　2008年4月26日。胁肋疼痛明显减轻，眠可，食欲有增，但胃脘稍胀，舌尖微红，脉弦。上方加枳壳15g，川芎10g。7剂。

服上方7剂后，疼痛症状消失，胃脘转舒，大便一日一行，舌淡红，脉弦缓。

按语　《景岳全书·胁痛》云："胁痛之病，本属肝胆二经，以二经之脉，皆循胁肋故也"。肝胆郁热则气血瘀阻，故而胁痛。《杂病源流犀烛》云："气郁，由大怒气逆，或谋虑不决，皆令肝火动甚，以致胠胁肋痛"。本案为肝胆郁热，气滞血瘀之证，故方用小柴胡汤与金铃子散加减。方中柴胡入肝胆经，疏肝清热，为君药。黄芩苦寒，清泄肝胆之热，为臣药。胆胃不和，故用半夏和胃降逆；枳实行气开痞；当归养血柔肝。气郁化火，故用川楝子清泄肝火；延胡索行气活血止痛，两药相合乃治气郁化火证之金铃子散。气机不畅，则瘀血内停，故用丹参清热凉血活血；郁金活血行气止痛；桃仁活血化瘀，且可润肠。以上均为佐药。炙甘草调和诸药为使。服药7剂，疼痛明显好转，胃纳及睡眠转佳。胃脘稍胀，为中焦气滞，故加枳壳、川芎行气消胀，活血止痛。又服7剂后，疼痛症状消失，胃脘不胀，大便正常。

病案七　阴虚气滞

王某，女，61岁，2009年3月3日初诊。

初诊　右胁隐痛5天，腰部酸痛，咽喉干燥，口干，夜尿频。舌红少苔，脉弦。

病史　泌尿系感染反复发作2年，尿常规：潜血（++）。

辨证　肝以血为体，以气为用，体阴而用阳。肝阴不足，不能濡养肝脉，肝气不疏，故胁肋隐痛。阴虚液耗，津不上承，故咽喉干燥，口干。肝肾不足，故腰部酸痛。素有下焦湿热，故夜尿频。阴虚津亏，故舌红少苔。肝气郁滞，故脉弦。

治法 滋阴疏肝。

方药 枸杞 20g，沙参 20g，川楝子 15g，当归 15g，郁金 15g，白茅根 30g，甘草 15g，车前子 15g，酒芍 15g，茯苓 20g。

7 剂。日 1 剂水煎，早晚分服。

二诊 2009 年 3 月 10 日。服药后疼痛减轻，口干咽燥缓解，尿常规：潜血（+），舌红少津，脉弦。上方加丹皮 15g。7 剂。

服上方 7 剂后，胁痛不著，腰酸明显缓解，夜尿 1~2 次，尿常规正常，舌淡红，脉弦。守方再服 7 剂以巩固疗效。

按语 肝阴不足多因久病体虚，劳欲过度所致。《景岳全书·胁痛》云："凡房劳过度，肾虚羸瘦之人，多有胸胁间隐隐作痛。"肝脉循胸布胁，阴虚则筋脉失养，肝失疏泄，故而胁肋作痛。《金匮翼》云："肝之脉贯胸布胸胁，阴虚血燥则经脉失养而痛"。方用一贯煎加减。方中枸杞甘平，滋补肝肾，为君药。沙参滋养肺胃之阴，养肺阴以清金制木，养胃阴以培土荣木；当归补血而养肝；白芍养血敛阴而柔肝，共为臣药。肝气不疏，故用川楝子疏肝泻热，理气止痛；郁金行气活血止痛，均为佐药。因尿中潜血，故用白茅根凉血止血；车前子利水通淋；茯苓健脾渗湿，以上亦为佐药。炙甘草调和诸药，和中益气，为佐使药。服药 7 剂，胁痛减轻，口干咽燥好转，尿潜血（+），效不更方，二诊中加丹皮清热凉血。又服 7 剂后，胁痛十去八九，腰部酸痛明显减轻，夜尿次数减少，尿中已无潜血。

第十八章 眩 晕 案

病案一 气虚眩晕（低血压）

孟某，男，54 岁，2008 年 7 月 12 日初诊。

初诊 素体较弱，不耐劳作，近日出现头晕，起卧立行眩晕明显，伴有气短、乏力、纳呆，寐少，口干苦。舌淡苔白，脉缓无力，右反关。血压 90/60mmHg。

病史 平素血压偏低，食欲不振。

辨证 脾为后天之本，脾气虚则不能升清，清窍失养而见头晕，劳则气耗，故动作眩晕尤甚。脾主肌肉四肢，脾气虚则见乏力，运化无力而见纳呆。气虚则宗气不足，无以贯心脉，心失所养，心神不安，故少寐。舌淡苔白，脉缓无力，为气虚之征。

治法 补气健脾。

方药 生晒参 15g，黄芪 40g，焦术 15g，当归 15g，陈皮 15g，茯苓 20g，五味子 15g，柏子仁 20g，炙甘草 15g，半夏 15g。

7 剂。日 1 剂水煎服，早晚分服。

二诊 2008 年 7 月 19 日。诸症好转，但时而头痛。上方加蔓荆子 15g。7 剂。

三诊 2008 年 7 月 26 日。左脉较前有力，诸症不著。上方。7 剂，巩固疗效。

按语 该证属于脾胃气虚之眩晕，治宜补气健脾。方用补中益气汤加减。方中重用黄芪为君，补中益气，升举清阳。人参为臣，补益元气，配伍黄芪，则补气升阳之功倍增。佐以白术、茯苓健脾补气，助后天生化之源，同时健脾祛湿以防湿阻清阳。血为气之母，故用当归养血和血，合人参、黄芪补气养血，使气有所舍，寓补而不失之妙；陈皮理气和胃，使之补而不滞；半夏燥湿降逆和胃，使脾升胃降，脾胃调和；五味子补益心肺，宁心安神；柏子仁养心安神，以上亦为佐药。炙甘草调药和中，为佐使药。二诊时，服药诸症好转，但有时头痛，故加蔓荆子清利头目，"治头风痛，脑鸣，目泪出。"（《名医别录》）三诊时，左脉较前有力，诸症不著，效不更方，以善其后。

病案二 肝肾阴虚（糖尿病、高血压）

薛某，男，39 岁，2010 年 3 月 3 日初诊。

初诊 头晕 2 个月余，近日逐渐加重，且伴有头昏，双目干涩，血压正常，右耳鸣如蝉，寐差。舌略红少苔，脉弦。

病史 自述糖尿病，空腹血糖 8.6mmol/L，餐后 11mmol/L。有高血压史，颈椎间盘突出史。

辨证 肾为先天之本，藏精生髓，脑为髓之海，脑海不足，则发头晕头昏。肾开窍于耳，肾精不足，则耳鸣。"诸风掉眩，皆属于肝。"（《素问·至真要大论》）肝肾同源，肾阴虚不能滋养肝木，致肝阴亏虚。肝开窍于目，肝阴不足，目失濡润，故双目干涩。

虚热内扰，心神不安，故寐差。舌略红少苔，脉弦，为肝肾阴虚之征。

治法 滋补肝肾，清利头目。

方药 熟地20g，山茱萸15g，山药20g，茯苓20g，泽泻15g，菊花20g，天麻15g，葛根15g，蔓荆子15g，怀牛膝20g。

7剂。日1剂水煎，早晚分服。

二诊 2010年3月10日。晕大减，眠差。上方加女贞子20g，枸杞20g。7剂。

三诊 2010年3月17日。眠差，舌微红。上方加知母15g，炒酸枣仁20g。7剂。

四诊 2010年3月24日。眠好转，舌不红。上方去知母，加柏子仁20g。7剂。

五诊 2010年3月31日。眠可，耳时鸣。上方加磁石30g。7剂。

服上方7剂后，头昏耳鸣消失，眠佳。

按语 肝肾阴虚，脑髓失充，头目失养所致眩晕，治宜滋补肝肾，填精益髓。方用六味地黄丸加减。方中重用熟地为君，滋阴补肾，填精益髓。山茱萸补养肝肾；山药甘平，健脾补虚，益精固肾，能治诸虚劳损，共为臣药。泽泻利湿泄浊，防熟地滋腻敛邪；茯苓淡渗利湿，助山药健运脾胃；怀牛膝补肝肾，强筋骨；菊花、天麻、蔓荆子清利头目，平肝息风，共为佐药。葛根能疏太阳经项背之不舒，舒筋止头项之痛，为佐使药。二诊时，晕大减，眠差，加女贞子、枸杞滋补肝肾，明目。三诊时，眠差，舌微红，虚火较重，遂加知母滋阴清热，酸枣仁养肝阴，安心神。四诊时，眠转佳，舌不红，遂去知母，加柏子仁养心安神。五诊时，眠可，耳时鸣，加磁石益肾阴，平肝阳，聪耳目，安心神。又服药7剂后，诸症消失。

病案三 风阳上扰（高血压）

姜某，男，43岁，2012年9月1日初诊。

初诊 头晕目眩5年余，视物不清，常年口服降压药头晕不减，头重手颤，心烦易怒，失眠多梦。舌苔白有齿痕，脉弦略滑。

病史 患高血压病10年，平素急躁易怒。

辨证 《河间六书·五运主病》云："风气甚而头目眩晕者，由风木旺，必是金衰不能制木。而木复生火，风火皆属阳，多为兼化，阳主乎动，两动相搏，则为之旋转。"肝阳偏亢，肝阳化风，肝风内动，则头眩手颤。肝阳上扰，则心烦易怒，多梦失眠。肝开窍于目，肝阴不足，目失滋养，故视物不清。舌苔白有齿痕，脉弦略滑为风阳上扰之征。

治法 平肝潜阳息风。

方药 天麻15g，钩藤30g，石决明25g，杜仲15g，生龙骨30g，生牡蛎30g，甘草15g，茯苓20g，菊花20g。

7剂。日1剂水煎，早晚分服。

二诊 2012年9月8日。胃脘时而闷痛。上方加川楝子15g，香附15g。7剂。

服上方7剂后，头晕明显缓解，视物转清，体力有增。

按语 风阳上扰之眩晕，治宜平肝，潜阳，息风。方用天麻钩藤饮加减。方中天麻息风止痉，平肝潜阳，为治眩晕之要药，《本草汇言》云："主头风，头痛，头晕虚旋"，《本草纲目》称之为"治风之神药"；钩藤既能清肝热，又可平肝阳，《本草纲目》曰："钩藤手足厥阴药也，足厥阴主风，手厥阴主火，惊痫眩晕，皆肝风相火之病，钩藤通心包于肝木，风静火息，则诸症自除。"二药共为君药。石决明性味咸平，功能平肝潜阳，清肝明目；杜仲补肾益精，以涵肝阳，共为臣药。佐以龙骨、牡蛎益阴潜阳，镇肝息风；茯苓健脾渗湿，培土抑木；菊花清热平肝，清利头目。甘草调药和中，为佐使药。二诊时，胃脘闷痛，上方加川楝子、香附理气止痛。又服药7剂后，诸症明显缓解。

病案四　痰热内扰

王某，女，29岁，2009年6月2日初诊。

初诊　眩晕，常伴恶心，甚则呕吐，眠差多梦，时心烦易怒，胸闷，颈项强痛，口中异味，经期腹胀痛、腰痛，色暗，有血块。舌微红苔黄略腻，脉弦滑。

病史　平素急躁易怒，春秋时节常发鼻衄。

辨证　朱丹溪云："无痰不作眩。"痰火上逆，扰动清窍则眩晕。痰火内盛，上扰心神，则眠差多梦。痰火内扰，则心烦易怒。痰阻气机，气血运行不畅，则胸闷、颈项强痛。痰热郁蒸，则口中异味。痰气上逆，则呕恶欲吐。气血运行不畅，胞脉气血壅滞，不通则痛，故经期腹胀痛、月经色暗、有血块。舌微红苔黄略腻、脉弦滑亦为痰热内扰之征。

治法　清热化痰，理气和胃。

方药　竹茹15g，半夏15g，陈皮15g，茯苓20g，枳实15g，黄连10g，蔓荆子15g，甘草15g，炒酸枣仁20g，葛根15g。

7剂。日1剂水煎，早晚分服。

二诊　2009年6月9日。诸症好转。上方加天麻15g。7剂。

服上方7剂后，眩晕止，眠转佳，舌无黄苔。

按语　痰热内扰，上蒙清窍，而发眩晕，治宜清热化痰，理气和胃。方用黄连温胆汤加减。方中以黄连为君，清热燥湿泻火。竹茹清热化痰，除烦止呕；半夏燥湿化痰，降逆和胃，共为臣药。枳实、陈皮理气化痰，使气顺则痰自消；茯苓健脾利湿，俾湿去则痰不生；蔓荆子、葛根清利头目；酸枣仁养心安神除烦，共为佐药。甘草益脾和中，调和诸药，为佐使。二诊时，诸症好转，上方加天麻息风止眩，清利头目。综合全方，可使痰热消而诸脏和，则诸症自解。

病案五　气虚痰湿（梅尼埃综合征）

张某，女，40岁，2013年9月28日初诊。

初诊　头眩6年余，加重1年，经前尤甚，甚则昏厥，恶心，乏力，心悸，偶午后潮热，月经正常，左耳聋，血压90/60mmHg。舌苔白，脉沉弦略无力。

病史　梅尼埃综合征6年。

辨证　本证为气虚痰湿之眩晕。脾为生痰之源，脾虚日久则"上气不足，脑为之不满，耳为之苦鸣，头为之苦倾，目为之眩。"（《灵枢·口问》）久病气虚，清阳不展，痰阻清阳，清窍失养，而发头眩、耳聋。肝司血海，经前血室充盈，阻碍气机，加重清阳不升，故经前头眩尤甚，甚则昏厥。痰阻中焦，清阳不升，胃失和降，则恶心。气虚则乏力，心气不足故见心悸。痰属湿邪，旺于阴分，故偶见午后潮热。

治法　益气化痰。

方药　天麻 15g，焦术 15g，半夏 15g，陈皮 15g，茯苓 20g，生晒参 10g，黄芪 30g，蔓荆子 15g，柴胡 15g，香附 15g，炙甘草 15g，川芎 15g。

10 剂。日 1 剂水煎，早晚分服。

二诊　2013 年 10 月 8 日。好转，但脉仍无力。上方生晒参加 5g，加郁金 15g。7 剂。服上方 7 剂后，头眩未发作，脉较前有力。

按语　本方乃《脾胃论》之半夏天麻白术汤加减。方中以半夏燥湿化痰，降逆止呕；天麻平肝息风，两者合用，为治湿痰眩晕之要药，共为君药。《脾胃论》云："足太阴痰厥头痛，非半夏不能疗，眼黑头眩，风虚内作，非天麻不能除。"臣以白术健脾燥湿，与半夏、天麻配伍，祛湿化痰，止眩之功益佳；茯苓健脾渗湿，与白术相伍，尤能治生痰之本。脾虚生痰，中气不足，清阳不升，故头晕较著，因此，又臣以人参补中气，黄芪升中气，使清阳得升，脾虚得健，则气虚痰湿俱平。陈皮理气化痰，使气顺则痰消；蔓荆子清利头目；柴胡、香附疏肝升阳解郁；川芎辛温升散，能"上行头目"，祛风止痛，共为佐药。佐使以炙甘草调药和中。二诊时，好转，但脉仍无力，上方人参加量以增补气之力，郁金以助川芎行气，且可消痰。服上方 7 剂后，头眩未发作，脉亦较前有力。

第十九章 头 痛 案

病案一 风寒头痛

王某，女，27 岁，2013 年 5 月 14 日初诊。

初诊 前额痛，遇风尤甚，畏寒，喷嚏，流清涕，偶头晕，月经量少，现值经期第三日。舌淡苔白，脉弦略细。

病史 头痛 2 年余，平素易感冒。

辨证 《素问·太阴阳明论》曰："伤于风者，上先受之。"《素问·风论》云："风者，百病之长也。"风为阳邪，轻扬开泄，易袭阳位。阳明之脉荣于面，循发际，至额颅，风邪侵袭，故前额痛，遇风尤甚。肺开窍于鼻，风寒上受，肺气失宣，故喷嚏、流清涕。风寒之邪外束肌表，卫阳被郁，故畏寒。阴血亏虚，故月经量少、舌淡。

治法 疏风散寒止痛。

方药 川芎 15g，荆芥 10g，防风 15g，细辛 5g，白芷 15g，羌活 15g，甘草 15g，天麻 15g，当归 15g，熟地 15g。

7 剂。日 1 剂水煎，早晚分服。

二诊 2013 年 5 月 21 日。月经尽，头晕止，头痛缓解。上方去熟地，加薄荷 10g，菊花 20g。7 剂。

三诊 2013 年 5 月 28 日。头痛止。上方加黄芪 25g。7 剂。

四诊 2013 年 6 月 4 日。头未痛，无著症。上方。7 剂。

服上方后，食欲佳，体力增，随访 1 月未患感冒，头痛未发作。

按语 本病为风寒头痛，治宜疏风散寒止痛，方用川芎茶调散加减。方中川芎性味辛温，用量较重，善于祛风活血而止头痛，为"诸经头痛之要药"，《本经》谓其"主中风入脑头痛"，为君药。羌活、白芷疏风止痛，羌活长于治太阳经头痛，白芷长于治阳明经头痛（前额及眉心痛），李杲谓"头痛须用川芎，如不愈加各引经药，太阳羌活，阳明白芷"，两者共为臣药。细辛散寒止痛，并长于治少阴经头痛；荆芥轻而上行，善能疏风止痛，并能清利头目；防风辛散上部风邪；天麻伍防风增强祛上部风邪之功。时值经期，故用当归、熟地黄养血和血，与祛风药配伍，非但祛风不伤血，且有养血以助疏风之用。共为佐药。甘草调药和中为佐使。二诊时，头痛缓解，月经已尽，故去滋腻之熟地，加薄荷、菊花清利头目。三诊时，头痛止，为防复感，加黄芪补气。四诊时，无著症，又服上方 7 剂后，风邪尽去，气血得充，未再发病。

病案二 风热头痛

王某，男，35 岁，2011 年 5 月 19 日初诊。

初诊 右侧头痛 10 天，时头晕，胸闷，胁部隐痛 5 天，咳黄痰，气短。舌尖红，苔薄白，脉沉弦无力，右反关。

病史 副鼻窦炎史，胆囊炎史。

辨证 风热均为阳邪，易伤上焦，风热上扰清空，故头痛、头晕。风热犯肺，炼液为痰，肺失清肃，则咳黄痰。痰火内壅，气机不畅，故胸闷、胁痛。肺失宣降，则呼吸不畅。舌尖红，苔薄白，为外感风热之征。

治法 祛风清热止痛。

方药 川芎15g，防风15g，薄荷10g，菊花20g，羌活15g，蔓荆子15g，黄芩15g，甘草15g，郁金15g，天麻15g。

7剂。日1剂水煎，早晚分服。

二诊 2011年5月26日。头痛缓解，胃脘微痛。上方加香附20g。7剂。

三诊 2011年6月2日。好转，头不痛，易汗出。上方加地骨皮20g。7剂。

服上方7剂后，头痛未发。

按语 本案乃风热上扰清阳之府所致头痛，治宜祛风清热止痛。方用菊花茶调散加减。方中薄荷辛凉、菊花甘苦微寒，均能疏风清热，清利头目，共为君药。川芎善于祛风活血而止头痛，为"诸经头痛之要药"；蔓荆子轻而上行，疏散风热；黄芩苦寒，清热泻火，共为臣药。防风、天麻祛风而止头痛、头晕；羌活散风止痛；郁金行气止胸胁痛，共为佐药。甘草调药和中，为佐使。二诊时，头痛缓解，胃脘痛，上方加香附理气和胃止痛。三诊时，头不痛，易汗出，属肺热未尽，故上方加地骨皮清肺。又服7剂后，风热尽消而痊愈。

病案三 肝胆郁热

安某，女，34岁，2009年5月12日初诊。

初诊 偏头痛，近1月加重，服解热镇痛药，方可减轻数小时，恶心，胃胀，小腹胀，心烦易急躁，口苦，经前乳房胀痛。舌红苔白，脉弦。

病史 偏头痛10年，浅表性胃炎8年。

辨证 足少阳胆经"起于目锐眦，上抵头角，下耳后"，足厥阴肝经"连目系，上出额，与督脉会于巅"。肝胆郁热上攻，则头目疼痛。肝为刚脏，在志为怒，肝气不疏，气郁化火，则口苦、心烦易急躁。胆属木，胆气犯胃，胃失和降，故恶心、胃胀。肝之经脉抵小腹，布胁肋，上贯膈，肝气郁结，故小腹胀，经前乳房胀痛。舌红，脉弦为肝胆郁热之征。

治法 疏利肝胆，清热泻火。

方药 柴胡15g，黄芩15g，半夏15g，栀子15g，天麻15g，枳实15g，陈皮15g，川芎15g，炙甘草15g，细辛5g，香附15g，郁金15g。

7剂。日1剂水煎，早晚分服。

二诊 2009年5月19日。头痛减，腹转舒。上方加蔓荆子15g。7剂。

三诊 2009年5月26日。明显好转。上方。7剂。

服上方7剂后，头痛止，脘腹胀闷消失。

按语 本案乃肝胆郁热所致之头痛，故治以清利肝胆热为主，兼理气和胃，方用小柴胡汤加减。方中柴胡入肝胆经，清利肝胆，并能疏肝解郁，为君药。黄芩、栀子苦寒，清泄肝胆郁热，为臣药。胆热犯胃，胃失和降，故用半夏降逆和胃止呕；川芎能上行头目，善治厥阴、少阳经头痛；天麻平肝，善止眩晕；细辛辛散，善止头痛；枳实、陈皮理气和胃除痞；香附、郁金疏肝行气，调经止痛，均为佐药。使以甘草，调和诸药。二诊时，头痛减，腹转舒，上方加蔓荆子清利头目。三诊时，明显好转，为巩固疗效，遂继用上方。又服7剂后，头痛止，脘腹胀闷消失。

病案四　血虚头痛

王某，女，60岁，2009年9月22日初诊。

初诊　太阳穴及眉棱痛，时而眩晕，寐差，入睡困难，面色淡黄，口干且苦，偶心悸而烦。舌淡苔薄白，脉沉缓无力。

病史　10年前曾因子宫肌瘤行子宫全切术，术后出现头痛，逐渐加重，腰间盘突出史。

辨证　"头者，精明之府"，脑为元神之府，五脏六腑之精血，皆上注于脑。血虚不能上荣于脑，故头痛。血虚心神失养，故寐差、心悸。血虚日久，阴液亏虚，阴虚生内热，虚热内扰则心烦、口苦口干。舌淡苔薄白，脉沉缓无力为血虚之征。

治法　养血和血。

方药　熟地25g，当归20g，酒芍15g，川芎15g，蔓荆子15g，酸枣仁20g，柏子仁20g，煅龙骨35g，煅牡蛎35g，炙甘草15g，荆芥穗10g，细辛6g。

7剂。日1剂水煎，早晚分服。

二诊　2009年9月29日。头痛减轻。上方加柴胡15g。7剂。

三诊　2009年10月6日。眠可。上方。7剂。

服上方7剂后，头痛未发作，睡眠转佳。

按语　本病为血虚所致头痛，治以补血和血，方用荆穗四物汤加味。方中熟地甘温滋腻，善能滋补阴血，为君药。当归养血和血，酸枣仁、柏子仁养心安神，共为臣药。白芍养血敛阴，柔肝和营；川芎为血中气药，善能活血行气，为治头痛之要药；荆芥穗轻而上行，理血疏风止头痛，《滇南本草》曰："荆芥穗，上清头目之风，止头痛，明目"，配入补血药中，借其轻扬疏散之性，能引药上行，疏通经络，使血上奉于头；蔓荆子清利头目；细辛辛散温通，善止头痛；煅龙骨、煅牡蛎镇惊安神，均为佐药。炙甘草调药和中，为佐使。二诊时，头痛减轻，上方加柴胡升举清阳。三诊时，眠可。又服上方7剂后，头未痛，睡眠亦佳。

病案五　血瘀头痛

杨某，女，61岁，2008年11月29日初诊。

初诊　素日常有轻微头痛，青光眼术后，头痛未减，近日头痛夜甚1周，需服镇痛药方能入睡，晨起口苦。舌暗红，脉沉弦。

病史　2005年左眼青光眼手术。

辨证　脑为髓之海，有赖阴血滋养，瘀血内阻，脑髓失养，故头痛。入夜阴气盛，故头痛夜甚。瘀血内阻，郁而化热，故口苦。舌暗红，脉沉弦为瘀血阻络之征。

治法　活血止痛。

方药 桃仁 15g，红花 15g，生地 15g，赤芍 15g，川芎 15g，当归 15g，荆芥 15g，细辛 5g，刺蒺藜 20g，甘草 15g。

7 剂。日 1 剂水煎，早晚分服。

二诊 2008 年 12 月 6 日。头痛大减。上方加僵蚕 10g。7 剂。

二诊 2008 年 12 月 13 日。服上方后，头痛未发作。继投上方 7 剂，以巩固疗效。

按语 本案为瘀血内阻脑络之头痛，治宜活血化瘀止痛，方用桃红四物汤加味。方中桃仁、红花为君，桃仁破血行气，红花祛瘀止痛。赤芍、川芎活血行气止痛，共为臣药。生地养血清热，当归补血和血，荆芥轻而上行，清利头目，细辛辛散止痛，刺蒺藜平肝明目，行血止痛，共为佐药。甘草调药和中，为佐使药。二诊时，头痛大减，加僵蚕通络止痛。又服上方 7 剂后，诸症消失。

病案六 肝阳上亢

郭某，男，51 岁，2012 年 9 月 9 日初诊。

初诊 后头胀痛 3 年余，头晕目眩，视物不清，耳鸣，听力下降，腰酸，血压 140～150/90mmHg。糖尿病多年，用胰岛素后，空腹血糖 7.0mmol/L。唇赤，舌微红有齿痕，苔薄白，脉弦滑。

病史 糖尿病史 8 年。

辨证 《临证指南医案·肝风》有肝"体阴而用阳"之说，肝肾阴虚，阴不敛阳，肝阳偏亢，上扰清窍，故头胀痛而眩。肝开窍于目，肝阴不足，目失滋养，故视物不清。肾开窍于耳，腰为肾之府，肝肾阴虚，则腰酸、耳鸣、耳聋。肝阳偏亢，阳亢化热则唇红。舌微红，脉弦滑为肝阳偏亢之征。

治法 平肝潜阳。

方药 天麻 15g，钩藤 30g，石决明 30g，川芎 15g，葛根 15g，甘草 15g，姜黄 15g，赤芍 15g，怀牛膝 20g，杜仲 15g，菊花 20g。

7 剂。日 1 剂水煎，早晚分服。

二诊 2012 年 9 月 16 日。好转。上方加蔓荆子 15g。7 剂。

服上方 7 剂后，头痛、头眩止，视物清晰，唇色转淡。

按语 本病为肝肾阴虚，肝阳失潜，或恼怒焦虑，气火内郁，暗耗阴液，阴不制阳所致。肝肾之阴不足，肝阳亢逆无制，气血上冲，故发头痛。治宜平肝潜阳，方用天麻钩藤饮加减。方中天麻、钩藤具有平肝息风之效，共为君药，《本草纲目》云："天麻为治风之神药。"石决明味咸性平，功能平肝潜阳，除热明目，与天麻、钩藤合用，增平肝息风之力；怀牛膝引血下行，共为臣药。杜仲补益肝肾；川芎祛风活血止痛；菊花清利头目；葛根能疏项背之不舒，而止头项痛；赤芍善走血分，清肝火，散瘀止痛；姜黄活血行气，共为佐药。甘草调药和中，为佐使药。二诊时，好转，加蔓荆子清利头目。又服上方 7 剂后，头部症状消失，视物清晰，唇色转淡，症消病解。

病案七 风痰上扰

孙某，女，48 岁，2010 年 7 月 17 日初诊。

初诊 头痛，头重如裹，后头部为重，左侧肢体遇寒麻木，冬季尤甚，偶有舌麻。

舌淡苔白腻，脉弦略缓。

病史 头痛、汗出近 1 年。

辨证 "百病皆因痰作祟"，脾为生痰之源，脾失健运，聚湿生痰，痰浊中阻，肝风内动，夹痰上扰，故头痛、头重。肝在体合筋，肝风内动，筋脉不得肝血濡养，则肢体麻木、舌麻、遇寒尤甚。舌淡苔白腻，脉弦缓为风痰之征。

治法 燥湿化痰，息风止痛。

方药 半夏 15g，焦术 15g，天麻 15g，茯苓 20g，菊花 20g，蔓荆子 15g，川芎 15g，炙甘草 15g，僵蚕 10g。

7 剂。日 1 剂水煎，早晚分服。

二诊 2010 年 7 月 24 日。头痛减。上方加陈皮 15g。7 剂。

三诊 2010 年 7 月 31 日。头痛、头沉止。继服上方。7 剂。

随访 1 月，头痛、头沉未发作。

按语 本案由风痰互结，上蒙清窍而致，《素问·至真要大论》云："诸风掉眩，皆属于肝"。风性主动，肝风夹湿痰上犯，故头痛，治宜燥湿化痰，息风止痛，方用半夏天麻白术汤加减。方中半夏、天麻共为君药，半夏燥湿化痰，降逆止呕；天麻平肝息风，而止头眩，两者合用，为治风痰眩晕头痛之要药。《脾胃论》载："足太阴痰厥头痛，非半夏不能疗；眼黑头眩，风虚内作，非天麻不能除。"白术为臣，健脾燥湿，与半夏、天麻配伍，祛湿化痰、止眩之功益佳。茯苓健脾渗湿，与白术相伍，尤能治生痰之本；菊花养肝清肝以明目；蔓荆子疏风止痛，清利头目；川芎祛风活血而止头痛；僵蚕息风止痉，祛风止痛，共为佐药。甘草调药和中，为佐使药。二诊时，头痛减，加陈皮理气化痰，使气顺痰消。三诊时，头痛、头沉止，又服上方 7 剂后，头痛、头沉未发作。

第二十章 中 风 案

病案一 气虚血瘀（脑梗死）

李某，男，52 岁，2010 年 8 月 26 日初诊。

初诊 右侧上肢不能抬举，口眼歪斜，语言謇涩，舌略右歪，反应迟钝，头昏胀，眼花，眠差。舌淡暗苔白，脉缓无力。

病史 2010 年 3 月确诊为脑梗死。经中西医治疗好转。血压正常。

辨证 本案系气虚血瘀所致。王氏认为："正气亏虚，必不能达于血管，血管无气，必停留而瘀"（《医林改错》）。气虚不能行血，以至脉络瘀阻，筋脉肌肉失养，故肢体活动不利，口眼歪斜。气虚血瘀，舌体失养，故语言謇涩，舌略右歪。气虚血瘀，气血运行不畅，髓海失于充养，则反应迟钝，头晕眼花。气虚血瘀，心神失养，则眠差。舌略暗苔白，脉缓无力皆为气虚血瘀之征。

治法 补气活血，开窍通络。

方药 黄芪 35g，赤芍 15g，川芎 15g，当归 15g，地龙 15g，桃仁 15g，红花 15g，石菖蒲 15g，郁金 15g，蜜远志 10g，天麻 15g。

7 剂。日 1 剂水煎，早晚分服。

二诊 2010 年 9 月 2 日。自觉肢体活动较前有力，舌微红，血压 120/80mmHg。上方加麦冬 20g，竹茹 15g。7 剂。

三诊 2010 年 9 月 9 日。诸症好转。上方加丹参 20g。7 剂。

四诊 2010 年 9 月 16 日。诸症进一步好转，上肢能自主活动，但仍不甚灵活，语言表达基本清晰，舌略暗。上方黄芪加 5g。14 剂。

按语 本证属气虚血瘀之证，宜补气活血，投以补阳还五汤加味。方中重用黄芪，大补脾胃中气以资化源，固摄经络真气以节散流，使气旺则血行。川芎、赤芍、桃仁、红花、郁金、当归活血化瘀，其中当归活血养血，有化瘀而不伤血之妙。地龙性善走窜，长于通经络，与黄芪配伍，增强补气通络之力，使药力能畅行全身。石菖蒲辛苦而温，芳香而散，"开心孔，利九窍，明耳目，发声音"（《本草从新》），为化痰浊而开心窍之良药；远志能定心气，利九窍，益智慧，"入心开窍……痰涎伏心，壅塞心窍，致心气实热，为昏聩神呆、语言塞涩"（《药品化义》）等并能治之。天麻平肝息风，止诸风掉眩，《本草新编》称："天麻能止昏眩，疗风去湿，治筋骨拘挛瘫痪，通血脉，开窍"。二诊取效，舌微红，提示有热象，故加麦冬养阴清心，竹茹清热化痰。三诊诸症好转，加丹参以增活血化瘀之力。四诊诸症明显好转，黄芪加量，补气以培本。

病案二 肝阳化风（脑出血）

杨某，男，57 岁，2010 年 9 月 11 日初诊。

初诊 右半身肢体活动不利，失语，口角流涎，生活不能自理，小便频数，大便干燥，悲伤欲哭，时发癫痫。舌尖略红，苔黄，脉弦有力。

病史 2010 年 1 月脑出血，高血压 6 年，血压 140/110mmHg。

辨证 本案系肝阳上亢，风痰上扰所致。《素问·至真要大论》云："诸风掉眩，皆属于肝。"肝为风木之脏，肝阳上亢，以致阳亢化风，气血逆乱，当发卒中。即《素问·至真要大论》所云："血之与气，并走于上，此为大厥"之意。肝风夹痰上扰，风痰蒙蔽心窍，则失语，口角流涎。肝属木，外应风气，内寄相火，肝失条达，大肠传导功能失司，故大便干燥。肝风夹痰，随气上逆，壅闭经络，蒙蔽清窍，以致悲伤欲哭，时发癫痫。舌尖略红苔黄，脉弦有力皆为肝阳上亢之征。

治法 平肝潜阳，化痰息风。

方药 天麻 15g，钩藤 30g，怀牛膝 25g，赤芍 15g，川芎 15g，郁金 15g，石菖蒲 15g，远志 10g，桃仁 15g，甘草 15g，僵蚕 10g，全蝎 6g。

7 剂。日 1 剂水煎，早晚分服。

二诊 2010 年 9 月 18 日。服上方后无明显改善。加石决明 30g。7 剂。

三诊 2010 年 9 月 25 日。诸症略有好转。上方加茯苓 20g。14 剂。

四诊 2010 年 10 月 9 日。右上肢拘急，血压 140/100mmg。上方加地龙 15g，胆南星 10g。14 剂。

五诊 2010 年 10 月 23 日。诸症好转，苔白。上方加半夏 15g。14 剂。

按语 此案为风阳上扰之证，宜以平肝熄风法治之，用天麻钩藤饮化裁。天麻甘平，专入足厥阴肝经，功善平肝息风，《本草纲目》称其"为治风之神药"；钩藤甘凉，既能平肝风，又能清肝热，《本草正义》云："此物轻清而凉，能泄火，能定风"，二药合用，平肝息风之力强。怀牛膝活血，并引血下行，有利于肝阳平降。肝风夹痰，壅闭经络，血行不畅，故用川芎、郁金、赤芍、桃仁活血化瘀。全蝎、僵蚕皆属虫类药，有搜风通络止痉之功，其中全蝎长于通络，僵蚕优于化痰。肝风夹痰，蒙蔽心窍，故用石菖蒲、远志开窍化痰。甘草调和药性。二诊又加石决明以增平肝潜阳之力。三诊加茯苓以增健脾渗湿，化痰安神之效。四诊上肢拘急，加地龙通经活络，平肝息风，《滇南本草》谓其"祛风，治小儿瘛疭惊风，口眼歪斜，强筋治痿"，胆南星清火化痰，息风定痫，且助豁痰利窍之功。五诊诸症好转，苔白，加半夏燥湿化痰。

病案三 风痰上扰（脑梗死）

董某，女，49 岁，2009 年 5 月 9 日初诊。

初诊 右上肢活动不利、麻木，舌强不能言，行走无力。苔白厚腻，脉缓。

病史 2008 年 12 月 10 日患大面积脑梗死，经治疗有所好转。

辨证 本案系风痰上扰所致。脾虚停湿，湿聚痰生。土虚则木旺，木旺生风，风痰相合，阻于经络，则偏身麻木，半身不遂。风痰阻于舌本，则舌不能言，或言语謇涩。汪昂释之："心脾不足，风即乘之，而痰与火塞其经络，故舌本强而难语也"（《医方集解》）。脾主肌肉四肢，脾胃为后天之本，气血生化之源，脾胃虚弱，气血生化不足，则行走无力。苔白厚腻，脉缓亦为痰湿之征。

治法 涤痰息风。

方药 半夏 15g，陈皮 15g，茯苓 25g，枳实 15g，制南星 6g，石菖蒲 15g，蜜远志 10g，竹茹 15g，炙甘草 15g，天麻 15g，郁金 15g，僵蚕 10g，全蝎 6g，生姜 10g。

7 剂。日 1 剂水煎，早晚分服。

二诊 2009 年 5 月 16 日。服药后苔转薄。上方制南星加 2g，僵蚕加 5g，加生晒参 10g。7 剂。

三诊 2009 年 5 月 23 日。服药后右面部不适。上方去制南星，加白附子 8g，川芎 15g。7 剂。

四诊 2009 年 5 月 30 日。麻木缓解，能言词组。继用上方。14 剂。

按语 风痰上扰之中风，多为素质肝旺脾虚，木土不和，其人常急躁易怒，加之饮食不节，脾虚停湿，湿聚成痰，而成内风夹痰上扰之证。治宜化痰息风之法，方以涤痰汤化裁。方中制南星、天麻除湿化痰，平肝息风。二陈汤（半夏、陈皮、茯苓、甘草）燥湿化痰。全蝎、僵蚕祛风通络止痉；石菖蒲、远志化痰开窍而发声音；枳实理气而解肝郁；郁金理气血而开心郁；竹茹清热化痰而和胃气；生姜既能化痰，又解南星、半夏之毒。甘草调和诸药。二诊舌苔转薄，提示痰湿之邪有所减缓，故少加南星、僵蚕，以增化痰息风之效，又加人参补气健脾，与茯苓共健脾运，且可扶土以抑木。三诊面部不适，加白附子入阳明经走头面，祛风化痰，尤善治头面之风，加川芎活血行气，祛风止痛，使气血流畅，脉络疏通。四诊言语有改善，提示痰迷心窍有所减轻，继服上方以巩固疗效。

第二十一章 耳 鸣 案

病案一 清阳不升（神经性耳鸣）

宋某，女，48岁，2012年8月26日初诊。

初诊 双耳鸣如蝉、头晕6年余，伴神疲乏力，脱发，畏寒，经前腹痛乳胀。舌淡苔白，脉沉无力。

病史 平素工作过度疲劳、压力较大，饮食不定时。西医诊断为神经性耳鸣。

辨证 此证由于饮食失节，劳倦伤脾所致。《内外伤辨惑论》云："饮食失常，寒温不适，则脾胃乃伤；喜怒忧恐，劳役过度而损耗元气。"脾主升清，为气血生化之源。脾失健运，元气不足，故神疲乏力。脾失升清，清窍失养，故头晕耳鸣，《东垣试效方》云："饮食不节，劳役形体，脾胃不足，得内障耳鸣。"脾土不能抑木，肝失疏泄，故经前腹痛，乳房胀痛。舌淡苔白，脉沉无力皆为不足之象。

治法 益气升清，疏肝行气。

方药 生晒参15g，黄芪30g，蔓荆子15g，柴胡15g，川芎15g，葛根15g，天麻15g，香附15g，炙甘草15g。

7剂。日1剂水煎，早晚分服。

二诊 2012年9月2日。服上方7剂后，耳鸣大减，头转清，体力大增，昨日月经来潮，腹痛、乳房胀痛皆不著。继用上方。14剂。

三诊 2012年9月16日。耳鸣、头晕基本消失。继服上方7剂，以巩固疗效。

按语 李东垣在《脾胃论》中云："上气不足，脑为之不满，耳为之苦鸣，头为之苦倾，目为之眩……皆有脾胃先虚，气不上行之所致也。"说明脾不升清，上气不足，头目失于充养是其主要病机，故以益气升清之益气聪明汤加减治之。方中以人参、黄芪补中益气，为君药。臣以葛根，升脾胃清阳之气，伍以柴胡加强升阳之效。香附入肝经，行气解郁止痛，合柴胡疏肝理气；蔓荆子清头目，治脑鸣，头沉昏闷；天麻息肝风，为止晕之良药；川芎上行头目，下行血海，行气止痛，又解肝气郁结所致之胀痛，共为佐药。炙甘草甘缓补中，调和诸药，为佐使药。二诊时，症状明显减轻，继用上方。三诊时，耳鸣头晕未发，再服7剂，以善其后。

病案二 肝阳上亢（原发性高血压）

李某，58岁，男，2012年10月21日初诊。

初诊 耳鸣1年余，头眩晕、胀痛，每日发作4~5次，急躁易怒，血压：160/100mmHg。舌略暗，苔白，脉弦略有力。

病史 1年前因眩晕而住院，诊断为原发性高血压。平素急躁易怒。

辨证 本病之耳鸣眩晕乃肝阳上亢所致。《素问·至真要大论》云："诸风掉眩，皆属于肝"。肝主风，主疏泄，怒则气上，肝阳上亢，故见头目眩晕，心烦易怒。肝与胆相表里，肝阳上亢，上蒙清窍，故见耳鸣。苔白，脉弦有力为肝阳上亢之象。

治法 平肝息风。

方药 天麻15g，钩藤30g，石决明30g，杜仲15g，怀牛膝20g，生龙骨30g，生牡蛎30g，蔓荆子15g，茯苓20g，炙甘草15g。

7剂。日1剂水煎，早晚分服。

二诊 2012年10月28日。耳鸣减轻，仍头晕。上方加菊花20g。7剂。

三诊 2012年11月4日。耳鸣止，眩晕减轻。仍用上方。7剂。

按语 患者素体阳盛，情志不畅，气郁化火，肝阳上亢，上扰清空而发本病，故以平肝息风之法治之，方用天麻钩藤饮加减。方中以天麻、钩藤为君，天麻平肝潜阳，息风止痉；钩藤凉肝息风，《本草纲目》称天麻"为治风之神药"，"钩藤通心包于肝木，风静火息，则诸症自除"。生龙骨、生牡蛎、石决明平肝潜阳，以增强平肝息风之力，为臣药。杜仲益精气，润肝燥；怀牛膝引血下行，且补肝肾，二药有滋水涵木之意；蔓荆子入肝经以清利头目；茯苓养心安神，共为佐药。炙甘草调和诸药为使。诸药相配，平肝阳，补肝肾，标本兼顾，重在平肝潜阳息风。二诊时，耳鸣减轻，加入菊花增强凉肝平木之效。三诊时，耳鸣消失。后以此方为基础加减调理两月余，未再发作。

病案三 虚火上炎

姜某，59岁，男，2010年4月27日初诊。

初诊 双耳耳鸣1年余，腰酸痛，下肢无力，时腹胀，夜尿频，余沥不尽，口干、异味，少寐，平均每日睡眠4小时，时突发心烦，健忘。舌红少苔，脉略大而无力。

病史 自述年幼体弱多病，十年前曾患急性肾炎，经治疗已痊愈。

辨证 肾开窍于耳，肾精亏虚，清窍失充，则头晕耳鸣，健忘。腰为肾之府，肾阴亏虚，腰膝失养，则腰膝酸软。虚火上扰心神，故心烦少寐。肾阴不足，失于滋润，则口燥咽干。肾气亏虚，固摄无权，膀胱失约，则夜尿频多，余沥不尽。舌红少苔，脉略大无力为虚火上炎之象。

治法 滋阴降火。

方药 熟地25g，山茱萸15g，山药25g，泽泻20g，丹皮15g，柴胡15g，知母15g，黄柏10g，茯苓20g，车前子15g。

14剂。日1剂水煎，早晚分服。

二诊 2010年5月11日。诸症好转，但目干涩。上方加女贞子20g。14剂。

三诊 2010年5月25日。舌不红，耳鸣大减，头晕止，口渴消失。上方去黄柏。7剂。

四诊 2010年6月1日。耳鸣止，睡眠每晚可达6~7个小时。仍用上方。14剂。

按语 耳为肾之外窍，《素问·阴阳应象大论》云："肾主耳……在窍为耳"。肾精充沛，上濡耳窍，则听觉聪慧，反应敏捷。患者自幼禀赋不足，虚劳久病，耗伤肾阴。阴精不足，髓海失充，则见耳聋耳鸣、头晕目眩、反应迟钝，故《灵枢·海论》云："髓海不足则脑转耳鸣"。肾阴不足，阴不制阳，虚火上浮，故以滋阴降火之知柏地黄丸加减治之。方中重用熟地滋阴补肾，填精益髓，为君药。山茱萸补养肝肾，并能收摄固精，可收补而不失之效；山药补脾益肾，有并补两天之功，共为臣药。泽泻利湿泄浊，并防熟地之滋腻恋邪；茯苓淡渗脾湿，并助山药之健运，二药相配，补而不滞；丹皮清泄相火，并制山茱萸之温性；黄柏、知母滋阴降火，相火降以利于滋补肾阴；柴胡入少阳经，引药上行于耳；车前子清热利水，渗湿以利小便，共为佐药。二诊时，目干涩，加女贞子以加强滋补肝肾之功。三诊时，舌不红，可见虚热已清，故去黄柏，以避其苦寒伤阴之弊。四诊时，耳鸣止，睡眠质量好转，继服上方以巩固疗效。

第二十二章 淋 证 案

病案一 湿热蕴结热淋 (急性肾盂肾炎)

解某，女，18岁，2009年6月11日初诊。

初诊 3月前曾因发热，尿频、尿急、尿痛，住院治疗，热退症减。近4日又小便频数、涩痛，溲黄赤。舌红苔微黄腻，脉弦略数。

病史 2009年5月23日因发热入院检查，诊断为肾盂肾炎，静脉点滴克林霉素4天，双下肢出现红斑，确诊为过敏性紫癜，经治疗后，红斑消失。

辨证 《素问·灵兰秘典论》云：“膀胱者，州都之官，津液藏焉，气化则能出矣”。《证治准绳》曰：“淋病必由热甚生湿，湿生则水液浑浊凝结而为淋”。湿热蕴结膀胱，膀胱气化不利，则小便不利，溲时涩痛，淋沥不畅。热伤血络则溲赤。舌红苔微黄略腻，脉弦略数皆为湿热蕴结之象。

治法 清热泻火，利水通淋。

方药 滑石25g，车前子15g，焦栀子15g，丹皮15g，当归15g，甘草20g，竹叶15g，生地20g。

7剂。日1剂水煎，早晚分服。

二诊 2009年6月18日。小便仍涩痛。上方去丹皮，滑石加5g，加萹蓄20g，瞿麦20g。7剂。

三诊 2009年6月25日。双下肢又出现红斑，舌尖红。上方去瞿麦，加白茅根30g，丹皮15g，侧柏炭20g，灯芯草5g。7剂。

四诊 2009年7月2日。红斑消，小便利，脉不数。继用上方。14剂。

按语 本证为湿热蕴结膀胱，治以清热泻火，利水通淋，正如《景岳全书》云：“热蓄膀胱，溺赤热甚而或痛或涩者，必当专去其火。”徐东皋曰：“主于实热，当利之，八正散之属是也”。方中重用滑石为君，其性利窍，寒能清热，清热利水。臣以栀子清泻三焦湿热；车前子、竹叶清热利湿，利水通淋，君臣相配，使湿热之邪从小便而出。生地滋阴凉血，以制热迫血行；丹皮活血凉血；当归养血和血，且能引血归经，均为佐药。佐使以甘草清热泻火，调和诸药。二诊时，小便仍涩痛，乃利水通淋之力不足，故去丹皮，加萹蓄、瞿麦，以增强利水通淋之力。三诊时，双下肢又出现红斑，乃热迫血行之势，故去瞿麦，加白茅根、丹皮、侧柏炭以凉血止血，灯芯草清热利水通淋，并引热下行。四诊时，诸症消失，继用上方以防复发。

病案二 热结下焦血淋 (急性膀胱炎)

马某，女，46岁，2008年11月29日初诊。

初诊 尿血、尿频、尿痛2周，腰背重痛，小腹痛，面部浮肿。舌红苔白，脉弦数。

病史 患者于 2 周前突然出现尿血，后入院检查，尿潜血（+++），诊断为急性膀胱炎，双肾彩超未见异常。

辨证 热结下焦，热盛伤络，迫血妄行，故见血尿。热聚膀胱，气化失司，故小便频数。热结膀胱，故小腹疼痛。气化不利，水道不通，故面部浮肿。腰为肾之府，肾与膀胱相表里，下焦热结，故见腰痛不适。舌红，脉数为热结之象。

治法 凉血止血，利水通淋。

方药 小蓟 20g，滑石 30g，生地 25g，当归 15g，栀子炭 15g，萹蓄 20g，甘草 15g，竹叶 15g，丹皮 15g，茯苓 20g，藕节 20g，白茅根 25g。

7 剂。日 1 剂水煎，早晚分服。

二诊 2008 年 12 月 6 日。血止，但小腹胀，苔白。上方去栀子，加泽泻 15g，乌药 15g。7 剂。

三诊 2008 年 12 月 13 日。症不著，尿潜血（-），嘱予停药。

按语 热结下焦，损伤膀胱血络，治宜凉血止血，利水通淋之法，方选小蓟饮子加减。方中重用滑石清热利水通淋；生地凉血止血，养阴清热，共为君药。臣以藕节、小蓟凉血止血，并能消瘀，以防血止留瘀之弊；栀子清泄三焦之火，导热下行，炒炭后并能凉血止血；当归养血和血，引血归经；白茅根凉血止血；丹皮凉血活血；茯苓淡渗利水；竹叶、萹蓄清热利水通淋，共为佐药。甘草止茎中痛，调和诸药，为佐使药。诸药合用，止血之中寓以化瘀，清利之中寓以养阴。二诊时，明显好转，血尿消失，但腹胀，故去栀子，加乌药以行下焦之气，其性温，并能防诸药寒凉太过之弊；加泽泻以利水通淋。三诊时，尿常规正常，故停药并嘱其适当休息调养。

病案三　气虚邪恋劳淋（慢性肾盂肾炎）

杨某，女，33 岁，2013 年 4 月 16 日初诊。

初诊 尿频尿急涩痛，淋沥不尽，伴阴道灼热感 1 年余，反复发作，身微热，两侧腰痛，乏力。舌微红，脉弦缓。

病史 反复尿路感染 1 年，西医诊断为慢性肾盂肾炎。

辨证 湿热久羁，久病不愈，治疗不当，脾肾两虚，正虚邪恋，肾虚则小便失其所主，脾虚则小便无以摄纳，故见溲频而有余沥。气虚不能运行水液，水湿内停，日久化热，湿热蕴结膀胱，故小便涩痛。脾气亏虚则乏力。腰为肾之府，肾虚则腰痛。舌微红，脉弦缓为气虚湿热不化之象。

治法 健脾补肾，清利湿热。

方药 黄芪 30g，焦术 15g，茯苓 20g，杜仲 15g，桑寄生 15g，萹蓄 20g，甘草 20g，竹叶 15g，车前子 15g，瞿麦 20g。

7 剂。日 1 剂水煎，早晚分服。

二诊 2013 年 4 月 23 日。尿急，尿痛好转。上方加泽泻 15g。7 剂。

三诊 2013 年 4 月 30 日。诸症明显好转，上方去萹蓄，加地龙 15g。7 剂。

四诊 2013 年 5 月 7 日。诸症消失。守上方。7 剂。

按语 《素问·口问》云："中气不足，溲便为之变。"《诸病源候论》曰："诸淋者，由肾虚而膀胱热故也。"本证为脾肾两虚，湿热内蕴之劳淋，治疗上应攻补兼施，以健脾补肾，清利湿热立法。方中以黄芪补肺脾，温三焦，益气利水，为君药。臣以白术健脾燥湿，助益气运化之力，《本草求真》云："凡水湿诸邪，靡不因其脾健而自除。"茯苓利水渗湿，健脾以助运化，《药品化义》称其"令脾肺之气从上顺下，通调水道，以输膀胱，故小便多而能止，涩而能利"，二药相伍，助黄芪利水之功。瞿麦、萹蓄、车前子、竹叶清热利湿，利水通淋；杜仲、桑寄生补养肝肾，共为佐药。甘草为佐使，止茎中痛并能调和诸药。二诊时，加泽泻增利水之力。三诊时，湿热已去大半，故去瞿麦，加地龙清热通络，利水消肿。服药3周后，诸症消失，但劳淋一证常反复发作，故嘱患者坚持服药1周，以巩固疗效。

第二十三章　癃闭案

病案一　膀胱湿热（急性前列腺炎）

王某，73 岁，男，2009 年 2 月 24 日初诊。

初诊　排尿困难 5 天，点滴而出，尿量少，尿频，小腹胀满急痛，大便正常。舌暗红苔微黄，脉弦滑略数。

病史　高血压病史。平素喜辛辣之品。西医诊断为急性前列腺炎。

辨证　《素问·宣明五气》云："膀胱不利为癃。"饮食不慎，喜辛辣之品，中焦湿热不解，下注膀胱，湿热蕴结，膀胱气化不利，故见小便不通，小腹胀满，正如《诸病源候论》曰："小便不通，由膀胱与肾俱有热故也"。舌暗红苔黄，脉弦滑略数皆为湿热内蕴之象。

治法　清热利湿，通利小便。

方药　当归 15g，赤芍 15g，茯苓 25g，栀子 15g，滑石 25g，瞿麦 20g，怀牛膝 25g，益母草 20g，通草 10g，甘草 15g，地龙 15g，泽泻 15g。

7 剂。日 1 剂水煎，早晚分服。

二诊　2009 年 3 月 3 日。排尿明显好转，但口糜。上方加竹叶 15g。7 剂。

三诊　2009 年 3 月 10 日。小便通畅，口糜消。仍用上方。7 剂。

按语　此证为湿热蕴结膀胱，膀胱气化不利，故方用清热利湿，通利小便之五淋散以治之。方中重用滑石，滑利尿窍，清热通淋，为君药。臣以泽泻、茯苓、栀子，清热利水通淋，使湿热从小便而出。水为血之侣，活血有利于行水，且可止小腹急痛，故用赤芍清热凉血；当归养血活血；益母草、通草、地龙、瞿麦、牛膝清热利尿，活血通络，共为佐药。甘草调和诸药为使。诸药相配，清热利水，湿热得祛，膀胱气化得利。二诊时，小便明显好转，但因湿热上蒸，故见口糜，加竹叶以清热利水。三诊时，诸症消失，再服药 1 周，以防余邪未尽。

病案二　肾阳亏虚（前列腺增生）

宋某，75 岁，男，2013 年 4 月 2 日初诊。

初诊　排尿困难已 2 年有余，近 3 月常小便点滴难出，双目模糊干涩，口干，小腹胀满，遇温略舒，下肢欠温，腰膝酸软乏力。舌暗苔白滑，脉弦缓无力。

病史　肾炎病史。B 超示：前列腺增生。

辨证　年老体弱，肾阳虚衰，不能化气行水，故小便不利、排尿乏力、小腹胀满。肾居下焦，肾阳亏虚，温煦失职，故畏冷肢凉。肾精亏虚，不能上荣头目，故见口干、目涩。舌暗苔白滑，脉弦缓无力皆为阳虚之象。

治法　温阳补肾，化气利水。

方药 熟地 10g，山药 20g，茯苓 20g，泽泻 20g，川牛膝 15g，瞿麦 20g，桂枝 15g，车前子 15g，乌药 15g，石菖蒲 15g。

7 剂。日 1 剂水煎，早晚分服。

二诊 2013 年 4 月 9 日。小便略为通畅。上方加大腹皮 15g。7 剂。

三诊 2013 年 4 月 16 日。诸症好转，但排尿仍稍有余沥。上方加猪苓 15g，当归 15g。7 剂。

四诊 2013 年 4 月 23 日。诸症基本消失。守上方。7 剂。

后以此方加减，调理月余而安。

按语 本证多由年老体虚，久病损伤肾阳，气化不及，水湿内停所致。以五苓散合肾气丸加减治之。方中茯苓、泽泻为君，利水渗湿，通淋泄浊。桂枝温阳化气，活血利水；石菖蒲化浊除湿；乌药除膀胱冷气，与桂枝配伍，增膀胱气化之功，三者为臣药。用少许熟地补肾；山药补脾益肾；车前子、瞿麦淡渗利水；川牛膝补益肝肾，利水通淋，共为佐药。二诊时，加大腹皮行气利水。三诊时，加当归以养血活血，猪苓以增强利水之功。四诊时，诸症消失，继用上方，巩固疗效。后又调理月余，未再复发。

第二十四章 水 肿 案

病案一 脾肺气虚

郑某，女，50 岁，2009 年 5 月 7 日初诊。

初诊 双下肢水肿多年，自去年 8 月闭经后，水肿逐渐加重，午后为甚，常疲劳乏力，便秘。舌略淡，脉缓滑。

病史 12 年前曾患急性肾小球炎，经治疗症状消失，但尿蛋白常呈阳性。

辨证 脾主四肢，运化水湿，脾虚则运化失职，水气潴留四肢皮下，故肿胀明显。水为血之侣，闭经后月经不行，水不得下，故水肿加重。午后为阳气渐衰之时，阳气虚少，气化无权，故午后水肿明显。脾虚不能为胃行其津液，胃失和降，则疲劳乏力，食少难消，腹胀。肺和大肠相表里，肺气虚，肃降无权，则大肠传导无力，故便秘。舌略淡，脉缓滑皆为气虚湿胜之象。

治法 益气，健脾，利水。

方药 黄芪 30g，茯苓 25g，白术 15g，泽泻 15g，陈皮 15g，汉防己 15g，当归 20g，枳壳 15g。

7 剂。日 1 剂水煎，早晚分服。

二诊 2009 年 5 月 14 日。浮肿减轻，上方加大腹皮 15g，木瓜 15g。7 剂。

三诊 2009 年 5 月 21 日。浮肿乏力进一步减轻。上方加猪苓 10g。14 剂。

四诊 2009 年 6 月 4 日。浮肿消，守上方。7 剂，以善其后。

按语 《素问·水热穴论》指出："勇而劳甚，则肾汗出，逢于风，内不得入于脏腑，外不得越于皮肤，客于穴府，行于皮里，传为胕肿。"《素问·至真要大论》又指出："诸湿肿满，皆属于脾。"此案乃脾肺气虚，水气内停。方中重用黄芪、茯苓为君，黄芪善补肺脾之气，且又行水气，《中草药学》谓"黄芪能益气而健脾，运阳而利水，故可用于水肿而兼有气虚症状者"；茯苓健脾，益气淡渗利水，《药品化义》云："白茯苓味独甘淡，甘则能补，淡则能渗……土旺气生，兼益肺气"，二药相伍，共奏益气利水之效。白术燥湿健脾；泽泻利水渗湿；防己利水消肿，三药共助君药之力；当归养血活血，润肠通便；枳壳、陈皮理气健脾，宽中下气，以助行水之力，共为佐药。二诊时，加大腹皮行气利水，木瓜化湿和胃，增强利水之功。三诊时已取得满意效果。效不更方，以此方再服三周，以巩固疗效。

病案二 心脾阳虚（室性早搏，心律不齐，心肌缺血）

李某，女，49 岁，2011 年 11 月 24 日初诊。

初诊 下肢时发水肿多年，近因劳累加重，现水肿明显，按之没指，心悸，气短，四末不温，纳少，便溏。舌略淡，脉沉缓偶结。

病史 1年前因心肌缺血入院治疗2周，水肿始终未彻底消失。

辨证 心脾阳虚，水湿不化，泛溢肌肤，则肢体浮肿。脾阳虚衰，运化失权，则大便稀溏。脾主四肢，心主血脉，心脾阳虚，失于温煦，则四末不温。心阳不足，水气凌心，则心悸，气短，脉结。舌淡，脉沉缓皆为脾阳虚之象。

治法 温补心脾，利水消肿。

方药 黄芪30g，桂枝20g，茯苓25g，泽泻20g，木瓜15g，陈皮15g，白术15g，炙甘草15g。

7剂。日1剂水煎，早晚分服。

二诊 2011年12月1日。浮肿渐消，气短减轻，脉仍偶结。上方加薤白15g。14剂。

三诊 2011年12月15日。诸症明显好转。仍用上方。7剂。

四诊 2011年12月22日。水肿、心悸大减，脉未结。继用上方。14剂。

按语 心居胸中，胸中为宗气所主，心属火，为阳中之阳，心阳亏虚，宗气不足，阳气失于温煦，故水湿不化。脾居中，主中气，司运化，脾阳不足则失于温运，故寒水内停。本案属心脾阳虚，故方中以黄芪、桂枝为君，黄芪补气行水，桂枝温阳利水，二者配伍，益气温阳而化水湿。臣以茯苓、泽泻渗利水湿，君臣相配，共奏益气温阳、利水消肿之效。佐以白术健脾燥湿以利水；木瓜芳香醒脾而化湿；陈皮健脾理气，使气化则湿化。炙甘草益气温中，调和诸药为佐使。服此方后，小便增多，水湿得化，则肿自消。二诊时，水饮虽有减轻，但仍脉结，故加薤白温通胸阳，配伍桂枝、茯苓行气止悸。三诊时，疗效显著，诸症明显好转，故嘱患者再服上方，以防复发。

第二十五章 消 渴 案

病案一 气阴两虚（糖尿病）

古某，男，86岁，2011年9月27日初诊。

初诊 口渴6年余，喜热饮，善饥，尿频，便秘，3～4日一行，腹胀。舌淡，苔黄腻，脉弦略数。

病史 糖尿病6年余，现注射胰岛素，空腹血糖9.7mmol/L。

辨证 阴津亏损，燥热偏胜，阴虚为本，燥热为标，两者互为因果。肾虚胃燥，津不上承，故口渴引饮。真阴亏虚，故饮水不解。肾虚不固，气不布津，则小便数多。肾虚精亏，故大便秘结。大便秘结，腑气不通，故腹胀。舌淡为肾虚之象，苔黄腻、脉弦略数为燥热之征。

治法 益气滋阴，固肾止渴。

方药 黄芪30g，山药20g，知母20g，天花粉10g，瓜蒌15g，黑芝麻25g，葛根15g，女贞子20g，当归15g，肉苁蓉25g，炙甘草15g。

7剂。日1剂水煎，早晚分服。

二诊 2011年10月11日。口渴大减，仍便秘，腹胀。上方加石斛20g，枳壳10g。14剂。

三诊 2011年10月25日。大便1～2日一行，舌红苔微黄。上方去肉苁蓉，加麦冬20g，玄参15g。14剂。

病案二 气阴两虚（糖尿病肾病）

孙某，女，68岁，2010年7月22日初诊。

初诊 口渴欲饮3年余，便干，3～4日一行，无腹胀，双下肢水肿，小便不利，腰膝酸软乏力，心悸，自汗，气短而喘。舌尖红，脉沉细略数无力。

病史 糖尿病史7年，现注射胰岛素治疗，空腹血糖8.0mmol/L。2010年4月因心衰入院治疗2周。

辨证 肾虚胃燥，津不上承，故口渴引饮。肾虚不能制水，水液内停，泛溢肌肤，则肢体水肿，小便不利。心阴不足，无以养心，故心悸。阴虚则阳不内守，虚阳外浮，故自汗。舌尖红，脉沉略数无力为气阴两虚之象。

治法 益气养阴，调补心肾。

方药 西洋参15g，黄芪35g，山药30g，麦冬20g，五味子15g，酸枣仁20g，柏子仁20g，知母20g，茯苓25g。

14剂。日1剂水煎，早晚分服。

二诊 2010年8月5日。诸症好转，舌不红，脉略细数。上方去知母，加杜仲15g，泽泻15g。14剂。

三诊 2010年8月19日。气短，口渴，水肿均明显减轻。续投上方14剂。

后又以上方加减治疗3周，无著症。

按语 消渴日久，耗伤阴津，阴虚生内热，故多以"阴虚为本，燥热为标"立论。阴虚主要为肾阴亏虚，燥热主要是肺胃燥热。肾为原气之根，肾虚日久，原气亏虚；肺为宗气之府，肺燥伤气，治节无权。消渴日久，中气不足，气不化津，阴虚益甚，故在治疗上总以益气养阴润燥为要。以上两则病案均重用黄芪、山药、知母益气滋阴润燥，为君药。《医学衷中参西录》曰："黄芪能大补肺气以益肾水之源，使气旺自能生水，而知母又能大滋肺中津液，俾阴阳不致偏盛，即肺脏调和而生水之功益普也。"山药入肺脾肾，补虚润燥，益气填精，扶诸虚百损，使土旺金生，金能生水。在病案一中，加黑芝麻、肉苁蓉补肾益精，润肠通便，共为臣药。佐以葛根、天花粉生津止渴；瓜蒌宽胸利气，润燥滑肠；女贞子、当归补益精血。炙甘草补中益气，调和诸药，为佐使药。二诊时，口渴明显改善，仍便秘、腹胀，故加枳壳以行气消胀、且助通便，石斛益胃生津，增滋阴清热之力。三诊时，大便已通，故去肉苁蓉，加麦冬、玄参以养阴清热。在病案二中，兼见心阴虚衰，故方中用生脉散补气养阴生津，尤补心气，益心阴。西洋参味甘，微苦而凉，具补气养阴，生津止渴之功；麦冬养阴清热；五味子生津收敛，补而不失；酸枣仁、柏子仁养心安神；茯苓淡渗脾湿，利水消肿。二诊时，舌不红，虚热已去大半，故去知母，加杜仲补肾益精，强筋壮骨；泽泻利水消肿，且兼有补肾之功，《神农本草经》称其"消水，补五脏，益气力"，《药品化义》又云："若小便不通而口渴者，热在上焦气分，宜用泽泻、茯苓清肺气，滋水之上源也"。后以此方加减治疗1月余，状态良好，无明显不适。

第二十六章 腰痛案

病案一 瘀血阻滞

陈某，男，37岁，2011年4月28日初诊。

初诊 腰痛4年余，痛如针刺，痛有定处，拒按，夜间痛甚，现伴乏力，自汗。舌略暗，苔白，脉弦。

病史 从事体力劳动，腰扭伤史4年余。

辨证 《金匮翼》云："盖腰者一身之要，屈伸俯仰，无不由之，若一有损伤，则血脉凝涩，经络壅滞。"腰为肾之府，腰部损伤，气血运行不畅，不通则痛，故痛如针刺、拒按。夜间阳气内藏，阴气用事，血属阴，瘀滞甚，故夜间痛增。劳力过度，劳则气耗，故乏力、自汗出。舌略暗，脉弦皆为瘀血阻滞之象。

治法 活血化瘀，通络止痛。

方药 地龙15g，香附15g，当归15g，川芎15g，桃仁15g，红花15g，黄芪30g，没药15g，延胡索15g，杜仲15g，土鳖虫10g。

7剂。日1剂水煎，早晚分服。

二诊 2011年5月5日。腰部仍疼痛。上方加五灵脂15g，姜黄15g。7剂。

三诊 2011年5月12日。疼痛减，胃略不舒。上方去没药，加骨碎补15g。7剂。

四诊 2011年5月19日。疼痛显著缓解。守上方。7剂。

按语 《景岳全书·腰痛》云："跌扑伤而腰痛者，此伤在筋骨而血脉凝滞也"。跌扑扭伤，损伤经脉，瘀血留着腰部，故投以身痛逐瘀汤加减治疗。方中桃仁、红花活血化瘀，共为君药。当归养血活血，使祛瘀而不伤正；川芎活血行气止痛，使气行则血行，共为臣药。劳力过度，气虚自汗，故以黄芪益气固表；没药、延胡索活血行气，散瘀止痛；香附行气止痛，气为血之帅，气行则血行；地龙、土鳖虫其性走窜，活血通络；杜仲补肝肾，强筋骨，共为佐药。二诊时，疼痛依然，虑其瘀阻较重，故加五灵脂、姜黄，以增强活血化瘀止痛之力。三诊时，药效明显，症状减轻，但胃中不适，故去碍胃之没药，加骨碎补以补肝肾，强筋骨。四诊时，疼痛显著减轻，故上方再服7剂，以善其后。

病案二 风寒湿痹腰痛（腰椎间盘突出）

崔某，男，37岁，2011年8月9日初诊。

初诊 腰部酸痛2周，活动不利，遇风寒加剧，口中异味。舌淡略暗，苔白腻，脉沉弦滑。

病史 CT示：L2~3、L3~4椎间盘突出。

辨证 风寒湿邪闭阻经脉，气血运行不畅，不通则痛。寒湿下侵，故腰部痛剧。寒主收引，故见腰部活动不利，遇寒加剧。舌淡略暗，苔白腻，脉沉弦滑为寒湿闭阻之象。

治法 祛风散寒，胜湿止痛。

方药 羌活 15g，独活 15g，藁本 15g，防风 15g，蔓荆子 15g，川芎 15g，桑寄生 15g，杜仲 15g，木瓜 15g，秦艽 15g，炙甘草 15g，姜黄 15g。

7 剂。日 1 剂水煎，早晚分服。

二诊 2011 年 8 月 16 日。腰部疼痛减轻。上方加延胡索 15g。7 剂。

三诊 2011 年 8 月 23 日。腰基本不痛，仍口气偏重。上方加白豆蔻 10g。7 剂。

四诊 2011 年 8 月 30 日。症不著。守上方。7 剂。

按语 《素问·痹论》曰："风寒湿三气杂至合而为痹"。寒湿俱为阴邪，寒邪具有收引、阻滞不通的特性，湿邪俱有黏腻、呆滞、重着的特点，故寒湿侵袭人体导致经脉气血阻滞，从而出现各种疼痛症状。《素问·举痛论》云："寒则气收"，"寒气客于脉外则脉寒，脉寒则缩蜷，缩蜷则脉绌急，绌急则外应小络，故卒然而痛"。《灵枢·邪气脏腑病形》云："身半以下者，湿中之也。"治当祛风散寒除湿，方用羌活胜湿汤加减。方中羌活善祛上部风寒湿邪；独活善祛下焦风寒湿邪，二药合用，散周身风寒湿邪，通利关节止痛，共为君药。防风、藁本祛风胜湿止痛，为臣药。川芎活血行气，祛风止痛；蔓荆子祛风止痛；秦艽、木瓜祛湿除痹，舒筋活络；桑寄生、杜仲补肝肾，强筋骨，祛风湿；姜黄活血行气，通络止痛，共为佐药。炙甘草调和诸药，为使药。二诊时，加延胡索以增强行气活血止痛之力。三诊时，口气仍偏重，乃湿邪郁于中焦所致，故加白豆蔻以芳香化湿。四诊时，无明显症状，继服 7 剂，巩固疗效。

病案三 肾阳虚（腰肌劳损）

陈某，男，62 岁，2012 年 3 月 1 日初诊。

初诊 腰部疼痛多年，弯腰、行走或久坐后症状明显，近 1 月因受凉，腰痛加重，起卧行动均明显受限，伴腰膝乏力，下肢不温，畏寒。舌淡，苔白，脉沉滑。

病史 西医诊断为腰肌劳损，双肾结石 2 年余。

辨证 肾阳虚衰，温煦失职，不能温暖腰膝，故见腰部疼痛。肾居下焦，肾阳失于温煦，故畏冷肢凉。舌淡苔白，脉沉滑皆为肾阳不足之象。

治法 补肾助阳，强健筋骨。

方药 补骨脂 15g，续断 15g，杜仲 15g，茯苓 25g，桃仁 15g，山药 25g，盐茴香 10g，肉桂 10g，甘草 15g，金钱草 30g，木瓜 15g。

7 剂。日 1 剂水煎，早晚分服。

二诊 2012 年 3 月 8 日。腰痛轻。上方加海金沙 20g。7 剂。

三诊 2012 年 3 月 15 日。腰痛大减。上方加熟地 20g。7 剂。

四诊 2012 年 3 月 22 日。症不著。守上方。7 剂。

按语 肾为先天之本，主藏精，肾阳又有赖于肾精的滋养。患者年过花甲，肾阳亏虚。治以补肾助阳，强健筋骨，选用安肾丸合青娥丸加减治之。方中以补骨脂温肾助阳为君药。杜仲、续断补肝肾，强筋骨，二药相须为用，补益肝肾之力更著；小茴香温肾祛寒；肉桂温补肾阳，共为臣药。木瓜、茯苓、山药补肾祛湿；桃仁活血止痛；金钱草利尿化石，为佐药。甘草调和诸药，为使药。二诊时，腰痛减轻，加海金沙以增强化石之效。三诊时，加熟地以补肾固本。四诊时，腰痛基本痊愈，效不更方，再服 7 剂，以防复发。

病案四　肾阴虚（腰肌劳损）

张某，女，58 岁，2011 年 10 月 13 日初诊。

初诊　腰腿酸痛、乏力 2 年余，手足心热，以夜间为剧，口燥咽干，目涩流泪，小便频。舌微红，苔白，脉沉弦略细数。

病史　常久坐用电脑，工作时间过长而劳累。

辨证　劳累日久，暗耗阴精，肾阴亏虚，腰膝失养，则腰膝酸痛。阴不制阳，虚火内扰，故手足心热。肾阴不足，无以滋润，故口干咽燥。肾主水，肾气亏虚，故尿频。舌微红，脉沉弦略细数为肾阴不足之象。

治法　滋阴补肾，清降虚火。

方药　熟地 20g，山茱萸 15g，山药 25g，泽泻 15g，丹皮 15g，茯苓 15g，知母 15g，盐黄柏 10g，枸杞 20g，菊花 15g，杜仲 15g，菟丝子 15g。

7 剂。日 1 剂水煎，早晚分服。

二诊　2011 年 10 月 20 日。脉略数。上方加地骨皮 20g。14 剂。

三诊　2011 年 11 月 3 日。诸症明显好转。守上方。7 剂。

按语　本案为肾阴不足，虚火偏亢，故以知柏地黄丸加减治疗。方中熟地滋阴补肾，填精益髓，为君药。山茱萸酸温收涩，补养肝肾，涩精固肾，既助熟地补肾，又可收补而不失之效；山药补脾益肾，并补两天，共为臣药。三药相配，滋养肝脾肾，称为"三补"。泽泻利湿泄浊，并防熟地之滋腻；丹皮清泄相火，并制山茱萸之温涩；茯苓淡渗利湿，并助山药之健运。三药相配，渗湿浊，清虚热；黄柏直入下焦，坚阴泻火；知母苦寒质润，滋阴降火，与黄柏相伍，相得益彰，滋阴降火之力更著；菊花清肝明目；枸杞滋补肝肾，益精明目；杜仲、菟丝子补益肝肾，固精缩尿，共为佐药。诸药合用，滋肾阴降虚火，滋而不腻，补不留邪。二诊时，脉仍略数，虚火未清，故加地骨皮以退虚火。服药 3 周后，症状明显好转，嘱患者再服 1 周以善其后。

第二十七章 阳 痿 案

病案 命门火衰（性功能减退）

赵某，男，30岁，2008年3月12日初诊。

初诊 阳痿，伴早泄2个月余，腰膝酸软不温，乏力，夜间盗汗，平素畏寒。舌淡，脉弦略无力。

病史 因欲求嗣，故近期房事过于频繁。

辨证 肾主骨，腰为肾之府。房劳过度，肾精亏损，命门火衰，腰膝失于温养，故见腰膝酸软不温。肾阳不足，温煦失职，故形寒肢冷。肾阳不足，命门火衰，则阳痿、早泄、神疲乏力。舌淡，脉弦略无力皆为肾阳不足之象。

治法 温补下元。

方药 熟地25g，山茱萸15g，山药20g，茯苓15g，肉桂15g，淫羊藿25g，沙苑子20g，杜仲15g，仙茅15g，补骨脂15g，煅龙骨30g，煅牡蛎30g，菟丝子20g，枸杞20g。7剂。日1剂水煎，早晚分服。

二诊 2008年3月19日。睡眠欠佳。上方加蜜远志10g。7剂。

三诊 2008年3月26日。阳痿好转。守上方。14剂。

四诊 2008年4月9日。诸症均大有好转。服右归丸1个月。

按语 《诸病源候论·痿论篇》曰："劳伤于肾，肾虚不能荣于阴器，故萎弱也。"本证为命门火衰而致阳痿，故投以右归饮合二仙汤加减以治之。方中重用熟地滋阴补肾，益精填髓，为君药。臣以山茱萸、山药，补肝肾而益精血。仙茅、淫羊藿、肉桂、补骨脂、杜仲温补肾阳，壮元阳，强筋骨；菟丝子、沙苑子补肝肾，强腰膝，固精气；枸杞补益肝肾；茯苓淡渗利水，以防熟地之滋腻；煅龙骨、煅牡蛎收涩固精，共为佐药。二诊时，寐差，乃肾虚而肾水不能上济于心所致，故加远志以交通心肾，宁心安神，水火既济则寐差自愈。四诊时，症状明显好转，改服丸药以巩固疗效。

第二十八章 早 泄 案

病案 阴虚火旺

门某，男，25 岁，2010 年 3 月 9 日初诊。

初诊 早泄 3 个月余，偶伴遗精，盗汗，腰酸腿软，乏力，尿频。舌红，脉沉弦略数。

病史 有手淫习惯，腰椎扭伤史 5 年。

辨证 手淫日久，肾阴亏虚，腰膝失养，则腰膝酸软。肾阴亏损，虚热内生，相火扰动，精关不固，则遗精、早泄。肾阴亏虚，无以制阳，阴虚阳浮，迫津外泄，则盗汗。肾气不足，固摄无权，膀胱失约，则尿频。舌红，脉沉弦略数皆为阴虚火旺之象。

治法 滋阴降火，固涩止遗。

方药 熟地 30g，山药 30g，山茱萸 15g，知母 20g，黄柏 15g，茯苓 20g，杜仲 15g，煅龙骨 40g，煅牡蛎 40g。

7 剂。日 1 剂水煎，早晚分服。

二诊 2010 年 3 月 16 日。盗汗止，舌略红。上方黄柏减 5g。7 剂。

三诊 2010 年 3 月 23 日。早泄明显好转，遗精亦止，舌不红，脉不数。上方去知母、黄柏，加枸杞子 20g，覆盆子 20g。7 剂。

四诊 2010 年 3 月 30 日。无著症。继用上方。14 剂。

按语 肾藏精，主封藏。手淫太过，耗伤肾阴，肾阴不足，无以制阳，相火偏亢，下扰精室，精关不固，精液外泄，治以滋阴降火，固涩止遗，投以知柏地黄汤加减以治之。方中重用熟地滋补肾阴，益精填髓，为君药。山茱萸涩精固肾；山药补脾滋肾，共为臣药。佐以茯苓补脾渗湿；黄柏、知母滋阴降火；煅龙骨、煅牡蛎收敛固涩，止遗秘精；杜仲补肝肾，强筋骨。二诊时，盗汗止，舌略红，虚火已减，故黄柏减量。三诊时，舌不红，脉不数，虚火已退，故去黄柏、知母，以防苦寒伤阴，加枸杞子、覆盆子补精血，固肾精。四诊时，诸症痊愈，再服 2 周巩固疗效，嘱其适当锻炼，改掉不良习惯，忌食辛辣食物，按时睡眠，以防复发。

第二十九章 遗 精 案

病案 肾气不固

李某，男，24 岁，2008 年 11 月 15 日初诊。

初诊 遗精 1 个月，平均 5~6 天一次，乏力，腰酸痛。舌淡，脉沉略数。

病史 自幼体虚，较瘦。

辨证 肾虚则封藏失职，精关不固，故遗精。精气亏虚则气弱，故乏力。腰为肾之府，肾虚则见腰酸痛。舌淡，脉沉略数皆为肾虚之象。

治法 补肾固精。

方药 沙苑子 20g，煅龙骨 40g，煅牡蛎 40g，芡实 20g，莲子肉 20g，山茱萸 15g，山药 25g，五味子 15g，桑螵蛸 10g，枸杞子 20g，补骨脂 10g。

7 剂。日 1 剂水煎，早晚分服。

二诊 2008 年 11 月 22 日。眠可，但见梦遗。上方加盐黄柏 10g。7 剂。

三诊 2008 年 11 月 29 日。一周内未遗精，脉不数。上方去黄柏，加金樱子 15g，覆盆子 20g。7 剂。

四诊 2008 年 12 月 6 日。遗精未发，体力仍较差。上方加生晒参 15g。7 剂。

五诊 2008 年 12 月 13 日。未遗精，体力增。守上方。7 剂。

按语 本证为肾虚精关不固而致遗精，以金锁固精丸加减治之。方中沙苑子甘温，补肾固精，《本草纲目》谓其"补肾，治腰痛，泄精，虚损劳气"，《本经逢原》谓其"为泄精虚劳要药，最能固精"，为君药。芡实、莲子肉甘涩而平，俱能益肾固精，且补脾气，莲子肉并能交通心肾，共为臣药。煅龙骨甘涩平、煅牡蛎咸平微寒，俱能固涩止遗；桑螵蛸甘咸平，山茱萸酸涩微温，山药甘平，五味子酸甘温，均有补肾固精止遗之功；补骨脂温肾助阳；枸杞子滋补肝肾，均为佐药。诸药合用，既能补肾，又能固精，标本同治。二诊时，出现梦遗，为虚火上扰所致，故加黄柏以清相火。三诊时，加金樱子、覆盆子以加强固涩之力。服药 3 周后遗精基本痊愈，继服 2 周，巩固疗效。

第三十章 痹 证 案

病案一 风寒湿痹证 (风湿性关节炎)

安某，男，58 岁，2012 年 1 月 5 日初诊。

初诊 全身关节酸痛 8 年，腰膝关节为著，活动轻度受限，入冬以来，因受风寒疼痛加重，起卧活动困难，得温稍减，畏寒。舌淡苔白，脉沉缓滑。

病史 在建筑单位工作，于户外劳动，常汗出当风。西医诊断为风湿性关节炎。

辨证 本案系风寒湿痹。《素问·痹论》曰："风寒湿三气杂至，合而为痹。"风邪袭入，客于血脉经络，使络道不通，气血运行受阻；寒为阴邪，其性凝滞，气血为寒邪所阻，经脉不利；湿为阴邪，其性重浊黏滞，亦使气血运行不畅，故风寒湿相合，经脉不利，气血不通而致周身酸痛，腰膝关节尤甚。畏风恶寒，舌淡苔白，脉沉缓滑皆为风寒湿之征。

治法 祛风散寒，除湿通络。

方药 羌活 15g，独活 15g，细辛 5g，防风 15g，川芎 15g，威灵仙 15g，桑寄生 15g，桂枝 15g，葛根 15g，炙甘草 15g，姜黄 15g，附子 10g，黄芪 25g，焦术 15g。

14 剂。日 1 剂水煎，早晚分服。

二诊 2012 年 2 月 26 日。服上方诸症已愈，但近又发，症状较前轻，仍以腰痛为主，脉缓滑。上方加杜仲 15g。14 剂。随访一年，未见复发。

按语 本证系风寒湿邪浸淫肌肤经络，痹阻经脉关节所致，当以祛风胜湿之法治之，故用羌活胜湿汤化裁。方中羌活辛苦性温，散表寒，祛风湿，利关节，止痹痛，善祛上焦及表部风寒湿邪；独活善除下焦及筋骨间风寒湿邪，二药配伍，发散周身之风寒湿邪，舒利关节而止痹痛，为君药。细辛散风寒，搜筋骨风湿；防风祛风以胜湿；威灵仙祛风除湿，通络止痛，三者相伍，逐风湿，通关节，止疼痛，为臣药。川芎、姜黄活血止痛；桂枝、附子温经逐寒，且桂枝可"入肝经而行血分，走经络而达荣郁，善解风邪……通经络而开痹涩，甚祛湿寒"（《长沙药解》）；桑寄生益肝肾，强筋骨，祛风湿；葛根解表疏风；黄芪补脾益气；焦术健脾燥湿，共为佐药。炙草补气调药，为佐使药。二诊诸症已愈，然近日关节酸痛又发，故加杜仲以增补肝肾，强筋骨之效。

病案二 湿热痹证 (蜂窝组织炎)

东某，男，36 岁，2011 年 12 月 17 日初诊。

初诊 双侧小腿红肿疼痛 1 周，痛不可触，得冷稍舒，唇暗。舌暗红，苔白腻，脉弦略数。

病史 生化检查：血尿酸 475.10μmol/L，西医诊断为蜂窝组织炎。

辨证 本案由湿热内蕴，瘀血阻滞所致。湿热相搏，流注经络关节，故双侧小腿赤痛。湿热下注，阻遏络脉，故小腿肿痛。《证治汇补》言："热胜则痛，湿胜则肿。"湿热阻络，血行不畅，故舌暗红。苔白腻，脉弦略数皆为湿热内蕴之征。

治法 利湿清热，活血止痛。

方药 当归15g，连翘20g，泽泻20g，茵陈20g，茯苓20g，苦参15g，甘草15g，木瓜15g，生薏米30g，川牛膝15g，丹皮15g，赤芍15g，天花粉10g。

7剂。日1剂水煎，早晚分服。

二诊 2011年12月24日。诸症好转，脉仍略数。上方加姜黄15g，黄柏10g。7剂。

三诊 2011年12月31日。明显好转，肿痛基本消失，脉不数。上方去天花粉、黄柏。7剂。

病案三 湿热痹证（强直性脊椎炎）

王某，男，18岁，2010年6月26日初诊。

初诊 腰骶、双髋疼痛5个月余，病情逐渐加重，近来双膝、双踝关节时常红肿痛痒，活动轻度受限，需人护理，局部发热，得冷稍舒，目微赤。舌红，脉弦略数。

病史 近日体温为37～38℃，西医诊断为强直性脊椎炎。

辨证 本案由湿热相搏，流注下焦所致。热为阳邪，湿性重滞，湿热相合，下注于经络关节，则腰髋膝踝红肿疼痛。湿热熏蒸，故见发热。目赤，舌红，脉弦略数皆为湿热之征。

治法 清热利湿。

方药 茵陈20g，生薏米30g，姜黄15g，汉防己15g，连翘20g，木瓜15g，通草10g，甘草15g，赤芍15g，川牛膝15g。

14剂。日1剂水煎，早晚分服。

二诊 2010年7月10日。各关节疼痛红肿减轻。上方加秦艽15g。14剂。

三诊 2010年10月16日。服上方后，明显好转，生活可以自理，身热消失。虽正值夏日，气候湿热，症状未见加重。近日天气渐凉，又觉周身不适，有拘急感，腰骶关节疼痛，舌微红，脉弦。上方去连翘、通草，加羌活15g，葛根20g，杜仲15g，威灵仙15g。14剂。

四诊 2010年11月6日。服药后好转。上方加萆薢15g，五灵脂15g。14剂。

五诊 2010年11月20日。骶髂关节微痛。上方去威灵仙，加桃仁15g，红花15g，当归15g。14剂。

六诊 2010年12月4日。诸症明显好转。继服上方。14剂。

按语 上述二案中，均见关节红肿疼痛，皆为湿热相搏之痹证，故以清热利湿为法。在病案二中，以当归拈痛汤加减以治之。当归拈痛汤出自《兰室秘藏》，原名拈痛汤，主治"湿热为病，肩背沉重，肢节疼痛"。《医方集解》又增治"脚气肿痛，脚膝生疮，脓水不绝"，并引《玉机微义》曰："此方东垣本为治脚气湿热之剂，后人用治诸疮甚效"。方中茵陈苦泄下降，善于清利湿热；生薏米甘淡寒，利湿清热，疏导下焦。陈嘉谟云："薏苡仁，去湿要药也"（《本草蒙筌》），共为君药。泽泻、茯苓淡渗利水，与君药配伍，清热利湿消肿，使湿热之邪从小便而出；连翘清热解毒，散结消肿；苦参清热燥湿，"逐水，消痈肿"（《神农本草经》）；木瓜除湿，舒筋止痹痛，《本草正》谓其"疗腰膝无力，脚气，引经所不可缺"，皆为臣药。方中渗利药、苦燥药易耗伤人体阴血，且湿热内蕴，痹阻经络，血行不畅，瘀血内生，故又加当归养血活血；丹皮、赤芍凉血活血，消肿止痛；天花粉清热消肿；川牛膝活血通经，引药下行，尤可补肝肾，强筋骨，止腰膝疼痛，以上为佐药。生甘草调和药性，并可泻火解毒，缓急止痛，为佐使药。二诊诸症好转，脉仍数，故加苦寒之黄柏，清热燥湿，尤善治下焦湿热；姜黄活血化瘀，消肿止痛。三诊明显好转，脉不数，故去天花粉、黄柏。

病案三中，仍重用茵陈、生薏米、连翘，以及木瓜、姜黄、赤芍、川牛膝等。因其湿邪偏重，腰膝疼痛较重，故又用辛苦大寒之汉防己，通行十二经，祛风利水，除湿止痛。《本草求真》曰："防己辛苦大寒，性险而峻，善走下行，长于除湿、通窍、利道，能泻下焦血分湿热及疗风水要药"。通草甘寒淡渗，利湿清热，疏导下焦，使湿有出路。二诊疼痛减轻，再加秦艽以增祛风除湿，通经活络之力。三诊虽症复发，但湿热均轻，而有拘急感，故去连翘、通草，加羌活祛风胜湿，通利关节而止痛；葛根输布津液以舒筋，缓解肌肉之痉挛；因其骶髂关节疼痛，故加杜仲补益肝肾，强壮筋骨；威灵仙通络舒筋。四诊又加萆薢、五灵脂，以增利湿，祛风除痹，活血止痛之力。五诊骶髂关节微痛，故加桃仁、红花、当归以增活血止痛之效；六诊诸症明显好转，继服上方以巩固疗效。

病案四　气虚血瘀

肖某，男，48岁，2013年9月1日初诊。

初诊　双小腿疼痛，遇寒则发，得温则缓，气短乏力，口角左歪，语言不利，双腿麻木疼痛，活动尚可，胸闷，唇略暗。舌淡略暗苔白，脉沉弦偶结。

病史　双小腿疼痛4年余，高血压史。2012年10月患脑梗死，脑干毛细血管栓塞。心电图：ST改变，V5～V6 T波低平。

辨证　本案为素患胸痹心痛，正气亏虚，感受风寒，脉络瘀阻所致。正气不足，营卫不和，感受风寒，邪遂客于经脉，使气血闭阻，故双小腿疼痛，遇寒则发。风邪客于头面，"经脉空虚，贼邪不泻，或左或右，邪气反缓，正气即急，正气引邪，喝僻不遂"（《金匮要略》），故见口角歪斜，语言不利。气虚不能行血，肌肤失养，则麻木疼痛。胸闷，气短，唇暗，舌淡略暗苔白，脉沉弦偶结皆为气虚血瘀之征。

治法　益气和营，活血通络。

方药　黄芪40g，桂枝15g，赤芍15g，当归15g，川芎15g，天麻15g，僵蚕12g，炙甘草15g，石菖蒲15g，蜜远志10g，郁金15g，丹参20g，川牛膝15g。

14剂。日1剂水煎，早晚分服。

二诊　2013年9月15日。诸症略好转。上方加桃仁15g，地龙15g。14剂。

三诊　2013年9月29日。显著好转。继用上方。14剂。

按语　本证属气虚血瘀，风邪阻络之证，以黄芪桂枝五物汤合补阳还五汤加减化裁。方中黄芪大补元气，固护肌表，亦使气旺血行，为君药。桂枝温经通脉，又可发散风寒，与黄芪配伍，益气温阳，和血通经，为臣药。桂枝得黄芪，益气而振奋卫阳，黄芪得桂枝，固表而不留邪。川芎、赤芍、当归、丹参、郁金活血化瘀，既消胸痹心痛，又除经络血瘀疼痛，且当归活血又兼养血，有化瘀而不伤血之妙；天麻祛风通络；僵蚕搜风止痉；石菖蒲"开心孔，利九窍，明耳目，发声音"（《本草从新》）；远志豁痰开窍，"利九窍，益智慧"（《神农本草经》）；川牛膝逐瘀通经，以上共为佐药。炙甘草补气和中，调和诸药，为佐使药。诸药合用，气旺血生，瘀消脉通，筋肉得以濡养，痿痹自能康复。二诊诸症略好转，加桃仁、地龙以增活血化瘀，通经活络之力。三诊时，显著好转，效不更方，继服14剂以巩固疗效，并嘱其适当活动，不可过劳。

病案五　风湿表虚（强直性脊椎炎）

姜某，男，28岁，2013年4月27日初诊。

初诊　胁下及背腰疼痛，畏寒，乏力，动则汗出，偶午后潮热，心悸。舌尖红苔白，脉弦滑略数。

病史　颈项及背腰疼痛三年，C反应蛋白：22.88mg/L，西医诊断为强直性脊椎炎。

辨证　本案乃表虚不固，外受风湿，郁于肌表经络所致。此病多由平素肺脾不足，脾虚失运，水湿不行而内蕴；肺虚则表不固，腠理疏松。外受风邪，与水湿相搏于肌表。水湿阻于肌腠，经络不利，故颈项及腰背疼痛。肺虚表弱，卫阳不固，腠理空虚，故汗出畏寒。湿郁日久化热，故午后潮热。汗为心之液，汗出过多，耗伤心液，故心悸。肺脾不足，故见乏力。舌尖红，脉弦滑略数为湿郁化热之象。

治法　益气固表，祛风除湿。

方药　黄芪30g，焦术15g，汉防己15g，防风15g，羌活15g，细辛5g，姜黄15g，赤芍15g，炙甘草15g，杜仲15g，茵陈20g，生薏米30g。

14剂。日1剂水煎，早晚分服。

二诊　2013年5月11日。略有好转，便微溏，苔白。上方加茯苓20g，郁金15g。14剂。

三诊　2013年5月25日。诸症好转，项背不舒。上方加葛根25g。14剂。

四诊　2013年6月8日。诸症明显减轻，唯时背痛。上方加藁本15g。14剂。

按语　风湿在表，法当汗解，然其人表虚不固，腠理疏松，不任其汗，若用药强汗，必重伤其表；表虚当固，然其人风湿阻表，固表则风邪不除，水湿不去，反有闭门留寇之弊。唯益气固表与祛风除湿并投，方为正治，故以防己黄芪汤化裁。方中黄芪既可益气固表，又可利水，《本草求真》言其"入肺补气，入表实卫，为补气诸药之最"；防己通行十二经，祛风行水，除湿止痛，二药配伍，一扶正，一祛邪，邪正兼顾，使祛邪而不伤正，扶正而不留邪，共为君药。白术健脾祛湿，既助防己除湿，又助黄芪益气固表，为臣药。防风、羌活、细辛祛风散寒，除湿止痛；姜黄、赤芍化瘀血，通经络，止痹痛；杜仲补益肝肾，强壮筋骨；因有湿郁化热之象，故加茵陈、生薏米清热利湿，以上共为佐药。炙甘草益气健脾，培土制水，使脾气健运，水湿不留，且可调和诸药，为佐使药。二诊疼痛略减，便微溏，故加郁金活血止痛；茯苓健脾渗湿。三诊诸症好转，但项背不舒，故加葛根以升脾阳，舒筋骨。四诊时背痛，故加藁本以增除湿止痛之力。

第三十一章 瘾 疹 案

病案一 血虚受风（紫外线过敏）

刘某，女，53 岁，2013 年 8 月 31 日初诊。

初诊 面部及颈部红疹半月余，痒甚，疼痛，脱屑，皮肤干燥，月经后期，月经量少，发白易脱。舌暗红，苔少，脉略细。

病史 1 个月前曾外出旅游，穿衣单薄，外出当风，半月前诊断为紫外线过敏。

辨证 素体阴血不足，血虚肌腠失于濡养，营卫不和，外出当风，风邪郁于肌腠之间，营血运行不畅，故面部及颈部红疹，皮肤瘙痒、疼痛。血虚受风，无风不作痒，故痒甚。发为血之余，阴血不足，毛发失养，故发白易脱。皮肤干燥，月经量少，苔少，脉略细亦为阴血亏虚之象。

治法 养血疏风，清热凉血。

方药 当归 15g，赤芍 15g，生地 20g，川芎 10g，丹皮 15g，蝉蜕 15g，陈皮 15g，牛蒡子 15g，白鲜皮 15g，苦参 15g，甘草 15g，刺蒺藜 20g，防风 15g，姜黄 15g，黑芝麻 20g。

7 剂。日 1 剂水煎，早晚分服。

二诊 2013 年 9 月 7 日。诸症好转，偶头疼。仍用上方。7 剂。

病案二 血虚受风（顽固性荨麻疹）

宋某，女，40 岁，2009 年 3 月 19 日初诊。

初诊 瘾疹 4 年余，加重 3 个月，全身红疹，瘙痒，四肢呈对称性发作，受凉及见风后加重，月经前期，量少，色暗淡。舌略暗，苔白，脉沉略数无力。

病史 患荨麻疹 4 年余。

辨证 本案为病已日久，气血亏虚，外受风湿所致。气虚则卫外不固，腠理疏松，易招致外邪侵袭；血虚则风从内生，二者相合，故发瘾疹而缠绵不愈，且受凉或见风后加重。正如巢元方所云："夫人阳气外虚则多汗，汗出当风，风气搏于肌肉，与热气并则生瘰"。血虚有热，则月经前期，量少，色淡。舌暗，苔白，脉沉略数无力为气血亏虚，血行不畅，风湿化热之象。

治法 养血疏风。

方药 荆芥 10g，防风 15g，生地 20g，当归 15g，赤芍 15g，川芎 10g，白鲜皮 15g，苦参 15g，黄芪 25g，牛蒡子 15g，蝉蜕 15g，甘草 15g。

7 剂。日 1 剂水煎，早晚分服。

二诊 2009 年 3 月 26 日。诸症好转。上方加浮萍 10g，茯苓 20g。7 剂。

三诊 2009 年 4 月 2 日。继续好转。上方加丹皮 15g。7 剂。

四诊 2009 年 4 月 9 日。明显好转。上方加刺蒺藜 20g。7 剂。

五诊 2009 年 4 月 16 日。疹未发。仍用上方。14 剂。

按语 上述二案皆属血虚受风之证，然时间长短不一，故程度有轻重之别。病案一发病时间较短，且时值炎夏，阳热以曝，乃致风热外袭，治以当归饮子加减化裁。方以四物汤（当归、赤芍、生地、川芎）养血，兼以凉血活血，亦有助于祛除风邪，所谓"治风先治血，血行风自灭"（《妇人大全良方》）。丹皮凉血活血，清血中伏火；姜黄活血化瘀。蝉蜕、牛蒡子、防风、刺蒺藜散风热止痒。苦参、白鲜皮清热燥湿止痒；陈皮理气除湿；黑芝麻养血祛风；甘草清热解毒，调和诸药。二诊诸症好转，但偶头痛，亦为风热上犯，方中川芎、蝉蜕、牛蒡子等均可一并治之，"伤于风者，上先受之"（《素问·太阴阳明论》），故仍用上方治之。病案二发病时间较长，不仅累及血脉，亦耗伤正气，故方中在养血疏风基础上又重用黄芪，其性升浮，外达皮毛，可固腠理；且与当归、生地养血药配伍，以达益气养血之效。二诊时好转，加浮萍祛风止痒，茯苓健脾渗湿。后又以此方为基础，调理 4 周，瘾疹始消。

病案三 风湿热结（食物过敏）

于某，女，60 岁，2011 年 6 月 28 日初诊。

初诊 全身瘙痒，每因饮食不慎发病，近 2 月发作频繁，每隔三五日即发，需服抗过敏药方止。疹出色红，抓破后渗出津水，小便频，时有热感。舌淡苔黄腻，脉沉弦滑。

病史 食物过敏史。3 周前曾静脉输液半月，略缓解，但仍瘙痒。

辨证 本案因饮食不节，脾胃乃伤，脾湿内蕴，复感风、湿、热三气，浸淫血脉，郁于腠理而致。痒自风来，风性善行而数变，故瘾疹时发时作，来去迅速。无湿不作痒，故抓之易于渗出津水。疹出色红，乃热邪之象；下注膀胱，气化不利，则见尿频，尿灼热。舌苔黄腻，脉沉弦滑为湿热之征。

治法 疏风清热祛湿。

方药 苍术 15g，苦参 15g，荆芥 10g，防风 15g，当归 15g，蝉蜕 10g，牛蒡子 15g，白鲜皮 15g，茯苓 25g，甘草 15g，竹叶 10g。

7 剂。日 1 剂水煎，早晚分服。嘱忌食辛辣刺激及海鲜类食物。

二诊 2011 年 7 月 5 日。服药后苔不黄，舌微红。上方加紫草 10g，丹皮 15g。7 剂。

三诊 2011 年 7 月 12 日。显著好转，舌淡苔白。上方加黄芪 25g。7 剂。

按语 本证重在风湿浸淫，治宜疏风除湿兼以清热为法。方以消风散化裁。方中荆芥、防风疏风止痒，为君药。荆芥解表且善祛血中之风；防风除风，通治一切风邪。苍术燥湿健脾；苦参清热燥湿；蝉蜕、牛蒡子疏散风热，俱为臣药。当归养血活血、且寓"治风先治血，血行风自灭"之意，又制约诸药之温燥；白鲜皮清热燥湿，祛风止痒；茯苓健脾运湿；竹叶利水通淋，以上共为佐药。甘草清热解毒，调和诸药，为佐使药。二诊时，苔不黄但舌微红，故加紫草、丹皮清热凉血，清血中伏火。三诊舌淡苔白，为脾虚之征，故加黄芪补气，以固其本，使中气旺以御风湿。

病案四 风寒夹湿

袁某，女，52 岁，2013 年 9 月 1 日初诊。

初诊　瘾疹10年余，每遇风寒则发，近因穿衣不慎，外出当风而发，疹不红，痒甚，此起彼消，双膝关节疼痛，手足不温，月经正常。舌淡苔白，脉弦缓略无力。

病史　患风疹10年余。

辨证　本案系风寒湿邪，浸淫腠理血脉。由于病程较久，气血虚弱，无力抗邪，故风疹瘙痒，此起彼消，久治不愈；四肢为诸阳之本，寒湿伤阳，四肢失于温养，故手足不温。寒湿下侵，故双膝关节疼痛。《素问·举痛论》曰："寒气入经而稽迟，泣而不行，客于脉外则血少，客于脉中则气不通。"舌淡苔白，脉弦缓略无力皆为寒湿之象。

治法　疏风散寒，除湿止痒。

方药　荆芥15g，防风15g，桂枝15g，细辛5g，麻黄6g，当归15g，苍术15g，川芎15g，炙甘草15g，黄芪25g。

7剂。日1剂水煎，早晚分服。

二诊　2013年9月8日。诸症好转。上方加白鲜皮15g。7剂。

三诊　2013年9月15日。继续好转。上方去麻黄，加威灵仙15g。7剂。

四诊　2013年9月22日。瘾疹与瘙痒消失。继服上方。7剂。

五诊　2013年9月29日。未痒。仍用上方。7剂。

随访直至年末，未再发作。

按语　本证为气虚血弱，风寒夹湿之证，治当于疏风散寒除湿之中兼以补气养血之法，以风湿六合汤与当归四逆汤加减治之。方中荆芥、防风疏风止痒，《得配本草》云："风在皮里膜外者，荆芥主之；风在骨肉者，防风主之。"麻黄、桂枝、细辛发散风寒，温经通脉；苍术燥湿健脾，兼除风湿。患病日久，气虚血亏，故加当归补血和血，配伍桂枝可养血温经；黄芪补气固表，桂枝振奋卫阳。川芎行血祛风，有"治风先治血"之意。炙甘草调和药性。二诊诸症好转，加白鲜皮以增祛风止痒之力。三诊继续好转，故减麻黄发汗之峻，以防发散太过伤伐正气，加威灵仙以增祛风通络之力。四诊疹消痒止，故守前方，以巩固疗效。

第三十二章 口 糜 案

病案一 心经火热（口腔溃疡）

孟某，女，65 岁，2008 年 6 月 7 日初诊。

初诊 舌尖部生疮，便秘，2～3 日一行，体位改变时耳鸣，偶心胸烦热，心悸，胸中灼痛。舌尖红苔微黄，脉弦略数。

病史 口腔溃疡 1 年，冠心病史。

辨证 本案系心经有热所致。舌为心之苗，心开窍于舌，火邪熏蒸于上，故见口舌生疮。燥热内结，津液灼伤，故见便秘；火热上冲，故耳鸣；心居胸中，心经有热，则见心胸烦热，心悸。热灼津液而为痰，热与血结而成瘀，闭阻心脉而为心胸热痛。舌红苔微黄，脉弦略数亦为心经火热之征。

治法 清心泻火。

方药 生地 20g，竹叶 15g，玄参 20g，黄连 12g，甘草 20g，当归 20g，丹参 20g，瓜蒌 15g。

7 剂。日 1 剂水煎，早晚分服。

二诊 2008 年 6 月 14 日。便不秘，口干，苔不黄。上方加麦冬 20g。7 剂。

三诊 2008 年 6 月 21 日。好转，舌尖仍微红。上方加莲子心 10g。7 剂。随访 2 个月，口糜未再发作。

按语 本证系心经蕴热之证，治宜清心泻热，以清热饮加减化裁。方中生地甘凉而润，清心热而凉血滋阴润燥。竹叶清心除烦，引热下行；玄参滋阴降火，清热解毒；黄连苦寒，长于清心泻火。由于心脉瘀阻，故加当归、丹参养血活血，化瘀止痛，丹参并能清心降火；瓜蒌理气宽胸，"通胸膈之痹塞"（《本草正义》）。甘草调和诸药，且可泻火解毒。二诊时口干，为火热伤津，不能润泽口舌，故加麦冬甘寒生津，养阴润燥。三诊诸症好转，舌尖仍微红，故加苦寒之莲子心以增清泻心火之力。服药后口糜消失，未再发作。

病案二 肺胃积热（口腔溃疡）

杨某，女，22 岁，2010 年 4 月 27 日初诊。

初诊 口糜，口渴，口干，口苦，咽喉肿痛，手心热，饮食正常，大便秘，小便黄。舌淡红，苔黄，脉略数。

病史 口糜时发时愈已 5 个月余，1 周 1 发，诊断为口腔溃疡。开始服清热泻火药 3～4 天可愈，近月则基本无效。

辨证 本案系肺胃积热所致。口为肺胃之门户，咽为肺系，肺胃积热，火炎于上，则发为口糜咽痛。热灼津伤，则口渴、口干。胃火上炎，则发口苦。燥热内结，腑气不通，则见便秘。火热伤阴，则手心热。苔黄、脉略数为肺胃积热之象。

治法 清肺胃热，祛邪解毒。

方药 连翘 20g，牛蒡子 15g，竹叶 15g，丹皮 15g，玄参 20g，桔梗 15g，甘草 20g，薄荷 5g。

7 剂。日 1 剂水煎，早晚分服。

二诊 2010 年 5 月 4 日。口糜消失，脉仍略数有力。上方加栀子 15g。7 剂。

三诊 2010 年 5 月 11 日。口糜未发，口不苦。原方去玄参。7 剂。

四诊 2010 年 5 月 18 日。诸症皆愈，嘱其停药，忌食辛辣。

按语 肺胃有热，非清不去。方中重用连翘，取其轻而上行，入心肺，善清上焦热毒，张元素云："连翘去上焦诸热。"《医学衷中参西录》谓其"具升浮宣散之力，流通气血，治十二经血凝气聚，为疮家要药"，"且性能托毒外出"，故重用为君。牛蒡子入肺胃经，清热解毒而利咽喉，"入肺而疏风散热，泻热清咽"（《医略六书·药性切用》），与连翘配伍，上入心肺，清热解毒之功尤著，《药品化义》云：连翘"同牛蒡子善疗疮疡"，为臣药。竹叶轻清解热，且可导热下行；玄参清热解毒利咽，滋阴而降浮游之火；丹皮凉血清热而清伏火，且消疮肿；桔梗清利咽喉，引药上行；少许薄荷，轻而上行，乃"火郁发之"之意，以上共为佐药。甘草保护胃气，调和诸药，为佐使药。二诊口糜消失，脉仍略数有力，提示火热未尽，故加栀子通泻三焦，引火下行。三诊口糜未发，口不苦，提示胃火不盛，故去玄参。

第三十三章 紫 斑 案

病案一 气血不足（血小板减少性紫癜）

郝某，女，62 岁，2011 年 6 月 21 日初诊。

初诊 全身紫斑，乏力，胸闷，气短，心悸，神情倦怠，面色无华。舌暗苔薄白微黄，脉缓。

病史 患血小板减少性紫癜 10 年，2011 年 5 月 24 日住院治疗，6 月 13 日出院，住院前血小板为 $1.0×10^9/L$，经输入血小板后达到 $63×10^9/L$。心电检查：ST 段改变。

辨证 本案系久病不愈，气血亏虚所致。由于长期反复出血，气随血去，而致气血两虚，气虚不能摄血，脾虚不能统血，以致血溢脉外而全身紫斑。气血亏虚，脏腑经络、四肢百骸失于濡养，故见乏力，气短，心悸，胸闷，神情倦怠，面色无华，脉缓。

治法 益气养血。

方药 生晒参 15g，黄芪 30g，生地 20g，丹皮 15g，熟地 20g，当归 15g，阿胶 15g，侧柏炭 20g，炙甘草 15g，炒酸枣仁 20g，柏子仁 20g，女贞子 20g。

7 剂。日 1 剂水煎，早晚分服。

二诊 2011 年 6 月 28 日。紫斑减少，血小板 $84×10^9/L$，仍疲劳，胃胀不舒，苔白。上方去生地、女贞子。加陈皮 15g。7 剂。

三诊 2011 年 7 月 5 日。紫斑明显减少，血小板 $127×10^9/L$，胃转舒。上方加山茱萸15g。7 剂。

后以此方调理 2 个月余，紫斑消失，血小板基本恢复正常。

病案二 气血不足（过敏性紫癜）

刘某，男，8 岁，2012 年 4 月 3 日初诊。

初诊 双小腿对称性紫斑，现仍时有新发斑点，发病时腹痛，下肢偶有浮肿，神情倦怠，乏力。舌淡，脉沉。

病史 患过敏性紫癜 2 个月余。检查未发现过敏原。

辨证 本案系气血不足所致。小儿脾胃之气未充，脾胃为气血生化之源，故小儿常气血亏虚。气虚运化失职，血无所摄则出现紫斑，正如张氏所云："盖脾统血，脾气虚则不能收摄，脾化血，脾气虚则不能运化，是皆血无所主，因而脱陷妄行"（《景岳全书》）。脾虚气血生化乏源，四肢百骸均失其养，故神情倦怠，乏力。"诸湿肿满，皆属于脾"，脾虚不运，水湿内停，故偶有浮肿。脾胃气虚，气机郁滞，则发腹痛。舌淡，脉沉亦为气血亏虚之象。

治法 益气养血。

方药 黄芪 12g，当归 6g，生地 12g，丹皮 6g，白茅根 12g，白鲜皮 8g，焦术 6g，侧柏炭 10g，阿胶珠 6g，炙甘草 6g，山药 15g。

7 剂。日 1 剂水煎，早晚分服。

二诊 2012 年 4 月 10 日。未新发斑，尿检阴性。上方加竹叶 6g。14 剂。

三诊 2012 年 4 月 24 日。下肢浮肿缓解，余症好转。上方加陈皮 6g。14 剂。

按语 上述二案虽俱为气血不足型紫癜，均以益气、养血、止血立法。然所治疾病不同，一者为血小板减少性紫癜，一者为过敏性紫癜；病程不同，一者发病长达 10 年，一者仅为 2 个月余；体质不同，一者为成年人，一者为小儿；病情不同，一者气血亏虚较重，一则气虚血亏较轻。故遣方用药有所不同。

病案一，方中人参、黄芪大补元气，气旺则血生。《本草求真》言："黄芪为补气诸药之最"；《神农本草经》言："人参补五脏，安精神。"生地清热凉血，张元素云："生地气寒味苦，凉血补血。"丹皮凉血活血而消斑；熟地质润而腻，为滋阴养血之要药，张介宾云其"能补五脏之真阴，而又于多血之脏为最要，诸经之阴血虚者，非熟地不可"（《景岳全书》）；当归甘温质润，长于补血，《本草正》称其："补中有动，行中有补，诚血中之气药，亦血中之圣药也"；阿胶滋补阴血，又能止血。侧柏炭收敛止血；炒酸枣仁、柏子仁养心安神；女贞子滋阴养血凉血，"安五脏，养精神"（《神农本草经》）。炙甘草补中和胃。二诊胃胀不舒，故去滋腻之品，加陈皮行气和胃。三诊血小板继续上升，加山茱萸滋补肝肾，从本论治。

病案二与病案一用药相似，仅针对小儿，用量偏轻。同时，病案二中减少了益气养血之品，而用焦术、山药健脾助运，照顾小儿脾胃未充之体质特点。白术素有"安脾胃之神品"（《本草经疏》）以及"脾脏补气第一要药"之誉（《本草求真》）。加白茅根凉血止血；白鲜皮清热解毒，疏风止痒。二诊未新发斑，加竹叶利水通淋以消浮肿。三诊下肢浮肿缓解，余症好转，故加陈皮理气和胃，与益气健脾药相伍，可使脾气充而运化复常。

病案三　血热发斑（血小板减少性紫癜）

崔某，女，78 岁，2008 年 8 月 23 日初诊。

初诊 遍身紫色斑点 2 天，发热，午后为重，体温 38～39℃，口干渴，饮水不多。舌红无苔，脉弦略数。

病史 白血病史，血小板 $6.0×10^9$/L。1 个月前曾患肺炎。

辨证 本案系热病后期伤阴，余热波及血分所致。由于热邪尚存，故身仍发热。热入血分，故午后热重。热迫血妄行，故发紫癜。正如《丹溪手镜·发斑》所云："发斑，热炽也"。热盛耗伤阴血，故口干渴。热蒸营阴上承，故口虽渴但不欲饮，或饮水不多。舌红无苔，脉略数亦为血热伤阴之征。

治法 清热养阴，凉血散瘀。

方药 生地 25g，丹皮 15g，白芍 15g，玄参 20g，水牛角 25g，女贞子 20g，知母 15g，龟板 20g，大青叶 25g，侧柏炭 20g。

4 剂。日 1 剂水煎，早晚分服。

二诊 2008 年 8 月 27 日。服上方后诸症好转，体温降至 37.2～37.8℃，斑色转浅，偶瘙痒，舌不红，仍少苔。上方去玄参，加白鲜皮 15g。7 剂。

按语 本证属热迫血妄行之证，叶桂曰："入血就恐耗血动血，直须凉血散血"（《温热经纬·叶香岩外感温热篇》），方用犀角地黄汤化裁。方用苦咸寒之水牛角为君，清热解毒，直入血分而凉血，血热得清，其血自宁。热伤阴血，故以生地为臣，清热凉血，养阴生津，一可复已失之阴血，二可助水牛角解血分之热，《本经逢原》曰："干地黄，内专凉血滋阴，外润皮肤荣泽，病人虚而有热者宜加用之。"白芍苦酸微寒，养血敛阴，"收阴气而泄邪气"（《注解伤寒论》），且助生地凉血和营泄热；丹皮味苦而微辛，其性寒，入血分，除血热，为凉血之要药，且能化瘀消斑；玄参长于滋阴降火消斑；大青叶清热解毒，凉血消斑；知母清热泻火，生津润燥；女贞子滋阴凉血而养血；侧柏炭凉血止血；龟板滋补真阴，共为佐药。诸药合用，使热清而血宁斑消，凉血止血而不留瘀。二诊诸症好转，斑色转浅，偶瘙痒，舌不红仍少苔，提示热毒之邪已去大半，故去玄参，加清热解毒止痒之白鲜皮，以善其后。

第三十四章　手足厥冷案

病案一　阳虚血弱（雷诺综合征）

田某，女，55 岁，2012 年 4 月 15 日初诊。

初诊　手足不温 10 年余，2011 年 11 月以来，逐渐加重，畏寒，腰部冷痛，神疲乏力，健忘。舌淡苔薄白，脉沉无力。

病史　2010 年西医诊断为雷诺氏病，10 年前曾患肾炎，经治疗后痊愈，病后常感腰部冷痛。

辨证　本案原患肾炎，腰部冷痛，畏寒喜热，当为素体阳虚。四肢为诸阳之本，阳气不振，四肢失于温煦，故手足厥冷。血虚运行不畅，不能充养四末，亦可手足不温，一旦感受寒邪，寒血凝滞，则肢冷加重。《素问·举痛论》曰："寒气入经而稽迟，泣而不行，客于脉外则血少，客于脉中则气不通"。阳气不足，血虚失养，不能外充形体，则神疲乏力。心主血，血虚不能养心，则健忘。舌淡苔薄白，脉沉无力皆为阳虚血少之征。

治法　温阳养血，散寒通经。

方药　当归 20g，桂枝 20g，酒芍 15g，细辛 5g，吴茱萸 10g，黄芪 30g，鹿角胶 15g，鸡血藤 25g，炙甘草 15g，生姜 15g，大枣 8 个。

7 剂。日 1 剂水煎，早晚分服。

二诊　2012 年 4 月 22 日。略见好转。上方加仙茅 15g。7 剂。

三诊　2012 年 4 月 29 日。手足不温减轻。上方生姜易炮姜 10g。7 剂。

四诊　2012 年 5 月 6 日。手足转温，腰以下凉。上方去桂枝，加肉桂 10g。7 剂。

五诊　2012 年 5 月 13 日。手足微温，余症大有好转。上方加熟地 20g。7 剂。

后以此方随症加减，调理月余，基本恢复正常。

按语　本证系阳虚血弱，寒凝血脉之证，治以当归四逆加吴茱萸生姜汤合黄芪桂枝五物汤加减。方中当归补血和血，为温补肝血之要药；桂枝辛温，温阳通经，以祛经脉寒邪而畅血行，两药配伍，养血温通并施，温阳散寒，养血活血，共为君药。黄芪益气实卫，与当归配伍（即当归补血汤），补气生血，使气旺则血生；与桂枝相伍，益气温经，振奋卫阳以"温分肉，肥腠理"。白芍养血和营，与当归合用补益营血；与桂枝合用，调和营卫。细辛外散寒邪，内温经脉，通达表里，温经散寒，助桂枝温通之力，三药为臣药。鹿角胶为血肉有情之品，功善补益精血；血虚寒凝，经络受阻，又用鸡血藤活血养血，舒筋通络；吴茱萸、生姜暖肝温中，散寒开郁，以祛阳虚所生之寒；大枣既助归、芍补血，又助桂、辛通阳，寓辛甘养阳之意，得生姜尤善调和营卫，以上皆为佐药。炙草益气健脾，调和诸药，为佐使药。诸药合用，使气旺血充，阴寒除，经脉通，则手足转温。二诊加仙茅，温补肾阳，以培其本。三诊用炮姜易生姜，四诊肉桂易桂枝，皆重在温阳之用。五诊又加熟地，以增滋补营血之功。后又服药月余，手足基本恢复正常。

病案二 肾阳不足

姚某，男，40岁，2013年3月12日初诊。

初诊 手足不温多年，春节间因饮食生冷而加重，右足第四趾偶麻木，畏寒，腰膝酸软，偶小便淋漓，尿有余沥。舌淡苔薄白，脉沉弦。

病史 2011年患前列腺炎。

辨证 本案系肾阳不足所致。肾为先天之本，肾阳为一身阳气之根本，肾阳不足，不能温养四末，则手足不温。腰为肾之府，肾阳虚衰，经脉失养，则腰膝酸软。肾居下焦，肾阳不足，气血运行不畅，则脚趾麻木。肾与膀胱相表里，肾阳不能化气利水，则小便不利。舌淡苔薄白，脉沉皆为肾阳不足之象。

治法 补肾助阳。

方药 熟地20g，山茱萸15g，山药20g，茯苓20g，泽泻15g，丹皮15g，附子10g，肉桂10g，川牛膝15g，菟丝子15g，赤芍15g，当归15g，炙甘草15g，瞿麦20g。

7剂。日1剂水煎，早晚分服。

二诊 2013年3月19日。服上方后手转温，诸症好转，小便不利。上方加通草10g。7剂。

三诊 2013年3月26日。明显好转，手足温，小便通畅，余症不著。继投上方。10剂。

按语 本证系肾阳不足，治宜温补肾阳，方以肾气丸加减。方中熟地补肾益精，封填骨髓，《本草经疏》云："干地黄乃补肾家之要药，益精血之上品。"配伍山茱萸、山药补肝脾而益精血。三药相合，补肾填精之功益著。附子、肉桂辛热入肾，功善温壮元阳，补命门之火。茯苓、泽泻均有利水渗湿，通调水道之功；丹皮苦辛而寒，擅入血分，降相火而制虚阳浮动，三药寓泻于补，补而不滞，使邪气去而补药得力。川牛膝、菟丝子补肝肾、强筋骨。瞿麦利水通淋；当归、赤芍活血；甘草补中调药。二诊小便不利，故加通草以增利小便之功。三诊无著症，故继用上方以巩固疗效。

病案三 血虚寒厥（末梢神经炎）

白某，女，34岁，2009年6月11日初诊。

初诊 手足厥冷，时而手足麻木疼痛2年，遇寒加重，伴有腰、股及四肢疼痛，恶风，遇风巅顶痛，月经量少。舌略暗苔薄白，脉沉细。

病史 2年前产后调护失宜，感受风寒，继而出现手足厥冷。

辨证 产后营卫虚弱，感受寒邪，寒凝经脉，血行不畅，营血不足失于充养四末，阳气不足无力温煦四肢，故见手足厥冷。如遇寒邪，寒凝经脉，血行不畅，不通则痛，故腰、股疼痛，或肢冷与疼痛并见。阳气虚弱，营血不足，故月经量少，舌淡苔白，脉沉细。

治法 温经补血散寒。

方药 黄芪30g，当归15g，焦术15g，羌活15g，川芎15g，桂枝15g，细辛5g，炙甘草15g。

7剂。日1剂水煎，早晚分服。

二诊 2009年6月18日。诸症好转，头痛稍缓解。上方加蔓荆子15g。7剂。

三诊 2009年6月25日。明显好转。仍用上方。7剂。

按语 本案为产后血虚寒厥证，《金镜内台方议》曰："阴血内虚，则不能荣于脉；阳气外虚，则不能温于四末，故手足厥寒，脉细欲绝也"。方用黄芪桂枝五物汤合当归四逆汤加减。方中以黄芪为君，补元气，实卫气，充腠理，以治卫气不足。臣以当归养血和血，与黄芪配伍，尤有益气生血之功；桂枝温阳通经，伍黄芪尤善温阳益气，鼓舞卫气，肥腠理，黄芪得桂枝则固表气，助卫阳，祛风寒而不留邪，桂枝与当归合用，则养血温血，温通经脉而祛寒邪；白术补气健脾，与黄芪合用，固表气，实肌腠，御外邪。以上君臣配伍，大可益气固表，养血和血，温通经脉。细辛辛温走窜，通达表里，温散寒邪，配伍桂枝以增温经散寒，畅通血脉之力；羌活为祛风寒湿邪之要药，善止头项肢节疼痛；川芎祛风活血，可上行头目，下行血海，且有"血活风自灭"之义，皆为佐药。甘草调和诸药为使。服药7剂，病情缓解，但头痛缓解不明显，故二诊加入蔓荆子以助祛风止痛之功。三诊明显好转，继服7剂，以防复发。

第三十五章 目 干 案

病案一 阴虚气滞（干眼症）

于某，女，48 岁，2009 年 10 月 8 日初诊。

初诊 双目干涩，口干，口苦，胸微闷，两肘及前臂痛，胁肋微胀，胃胀，多梦。舌微红略干，脉沉缓。

病史 停经一年。因家庭和工作不顺而致情志不畅，常恚怒。

辨证 本案由情志不遂，气火内郁，耗损肝阴所致。停经一年，情志不遂，肝郁日久化火，致肝阴日渐耗损。肝开窍于目，肝阴亏虚，目失滋养，则双目干涩。肝喜条达，其经脉布胸胁，循少腹，肝失疏泄，则见胸胁胀闷。肝气横逆犯胃，胃气失和，则见胃胀，口苦。阴虚津液不能上承，则见口干。肝郁化火，火扰心神，故多梦。两肘及前臂痛为肝气郁滞，血脉闭阻之征。舌红而干为阴虚之象。

治法 滋阴疏肝。

方药 沙参 20g，枸杞 20g，生地 15g，川楝子 15g，当归 15g，酸枣仁 20g，炒麦芽 20g，枳壳 15g，郁金 15g，石斛 20g。

7 剂。日 1 剂水煎，早晚分服。

二诊 2009 年 10 月 15 日。服上方诸症好转，舌淡。上方去生地，加女贞子 20g，桑椹子 20g。14 剂。

按语 本证乃肝阴不足，气机郁滞之证，宜滋补肝阴，条达肝气，以一贯煎加减治之。方中枸杞味甘性平，善于滋阴养肝；肝藏血，肾藏精，乙癸同源，故配入生地滋养肝肾，润燥生津；当归养血补肝，二者与枸杞相配，补肝阴、养肝血之效益著。沙参、石斛养阴生津，润燥止渴。酸枣仁养肝阴，安心神。川楝子理肝气，兼可泄热；枳壳、郁金、麦芽行气解郁，和胃消胀。二诊诸症好转，舌不红，故减去寒凉之生地，加女贞子、桑椹子以增滋补肝肾，养阴生津之效。

病案二 肝肾阴虚（干眼症）

董某，女，50 岁，2008 年 8 月 30 日初诊。

初诊 目干，腰膝酸软，咽干，大便干燥，健忘，偶心悸、胸闷、气短。舌红少苔，脉弦。

病史 西医诊断为干眼症。

辨证 本案系肝肾阴虚所致。肝开窍于目，五脏六腑之精皆上注于目，肝肾阴虚，则见两目干涩。腰为肾之府，肾主骨生髓，肾阴不足，精亏髓少，筋失所养，则腰膝酸软无力。髓海空虚则健忘。肾之经脉络于嗌，肾阴亏虚，则见咽喉干燥。肾主二便，肾开窍于二阴，肾阴虚则见大便干燥。精血同源，肝肾阴虚，不能上济于心，故见心悸、胸闷、气短。舌红少苔为阴虚之征。

治法 滋肾养肝明目。

方药 熟地 25g，山茱萸 15g，山药 25g，泽泻 15g，丹皮 15g，枸杞子 20g，菊花 15g，草决明 30g，石决明 30g，车前子 15g，木贼 10g，甘草 15g，石斛 20g，女贞子 20g。

7 剂。日 1 剂水煎，早晚分服。

二诊 2008 年 9 月 6 日。服上方后自觉略有好转。上方加桑椹 20g。7 剂。

三诊 2008 年 9 月 13 日。诸症好转。上方加麦冬 20g。14 剂。

按语 本证系肝肾阴虚之证，治宜滋补肝肾，方以杞菊地黄丸加减化裁。方中熟地补肾填精，肾藏精，补肾首先要补肾精，熟地其性滋腻，在补肾精之中，又偏补肾阴。山茱萸味酸而涩，补益肝肾，固密精血，既助熟地补肾填精，又精血互生，补而不失，二者为补肾填精之最佳配伍。山药补脾益肾，助后天生化之源。泽泻利水湿，使之补不留邪，邪去则补药得力，且又兼有补肾之用。肾阴虚则相火妄动，故用丹皮降相火。枸杞、菊花在大量的补益肝肾药配伍之下，具有补养肝肾之功。草决明、石决明平肝清热，明目去翳；车前子清热明目；木贼具有明目退翳之功，《本草经疏》云："木贼草，首主目疾，及退翳膜，益肝胆而明目也。"石斛、女贞子滋补肝肾之阴。甘草调和诸药。二诊加桑椹，以增滋补肝肾之阴、明目生津之效。三诊加麦冬以增滋阴生津之力。

病案三 风热上攻（霰粒肿）

刘某，女，49 岁，2013 年 3 月 28 日初诊。

初诊 两眼干涩而痒，口周易发痤疮，口臭，便秘，小便黄，月经正常。舌淡红苔白，脉弦略数。

病史 2007 年至今做双眼部霰粒肿手术 3 次。2012 年患带状疱疹 2 次。2013 年 3 月 26 日诊断为霰粒肿。

辨证 张子和曰："眼无火不病"，热毒内蕴，火热伤阴，目失濡润，则两目干涩。风热上攻头目，则令两目干涩作痒，口周易发痤疮，口臭。火热内结，则大便干燥，小便黄。脉弦略数为火热之象。

治法 清热泻火，疏散风热。

方药 玄参 15g，栀子 15g，木贼 15g，刺蒺藜 20g，草决明 25g，蔓荆子 15g，蝉蜕 15g，甘草 15g，菊花 20g，车前子 15g，丹皮 15g，白鲜皮 15g。

7 剂。日 1 剂水煎，早晚分服。

二诊 2013 无 4 月 4 日。诸症好转。继用上方。7 剂。

随访半年，未复发。

按语 本证系表里俱热之证。方中玄参清热解毒，下安肾火；栀子清三焦火，引热屈曲下行；草决明清肝泻火明目。木贼、刺蒺藜疏散风热；蔓荆子、蝉蜕、菊花疏散头面风热；车前子清热明目；丹皮、白鲜皮清热解毒，凉血消肿。甘草调药和中，又可泻火解毒。二诊时，诸症减轻，效不更方，继用 7 剂，巩固疗效。

第三十六章　月经先期案

病案一　阴虚血热

路某，女，45岁，2012年10月9日初诊。

初诊　月经周期提前7~9天近4个月，经量少，色暗，伴有气短乏力，心悸失眠，头眩，腰痛，颧赤唇红，唇干口燥。舌微红苔少，脉沉略细数。

病史　右侧乳腺癌术后2年余，化疗5周期后出现月经不调，经期提前近4月，末次月经为9月23日。

辨证　《邯郸遗稿》曰："经水不及期而来者，有火也，宜六味地黄丸滋水则火自平矣。"冲为血海，任主胞胎，皆赖营血充养。阴血不足，阴虚内热，热扰冲任，冲任不固，则月经提前。血为热灼，故经血色暗。阴虚血少，故经血量少。头目失荣，则头目眩晕。心失所养，则心悸失眠。素体气血不足，故气短乏力。肝肾亏虚，故腰痛。颧赤唇红，唇干口燥，舌微红苔少，脉沉略细数皆为阴虚血热之象。

治法　滋阴清热，养血凉血。

方药　黄芪30g，生地20g，地骨皮15g，熟地20g，当归15g，白芍15g，山茱萸15g，山药20g，杜仲炭15g，炒酸枣仁20g，川续断15g，炙甘草15g。

7剂。日1剂水煎，早晚分服。

二诊　2012年10月16日。口不干，心悸失眠明显好转，气短乏力、腰痛均减轻，舌略红苔薄，脉沉略滑。继投上方。7剂。

三诊　2012年10月23日。10月19日经行，经色与血量均可，症不著。上方尚余4剂，效不更方。3剂。

半年后来诊，告知月经已正常。

按语　《景岳全书·妇人规》云："所谓经早者，当以每月大概论……勿以素多不调，而偶见先期为早。""若微火阴虚而经多早者，治宜滋阴清火，用保阴煎之类主之。"该患月经周期提前7~9天近4个月，为阴虚血热之证，治宜养阴清热，补血调经，方用保阴煎加减。方中以二地为君，熟地甘温滋腻，善能滋补营血，生地甘寒，滋阴凉血，二者合用，滋补肝肾，养血凉血。以当归、白芍补血敛阴，助二地滋阴补血。其人经手术、化疗之后，耗伤气血，故用黄芪补肺脾之气，与当归配伍，含当归补血汤之意，大有补气生血之功。此三者共为臣药。佐以地骨皮养阴凉血而清虚热；山茱萸、山药补肝脾以生精血；杜仲、续断补肝肾以固冲任；酸枣仁养阴血，益心肝，且安神定悸。炙甘草益气和中，调和诸药，为佐使。服药7剂，病情明显好转。继服14剂，月经如期而至。

病案二　心脾两虚

张某，女，48岁，2012年4月10日初诊。

初诊 近3月内行经5次，经期持续3～5日，时值经来3天，经量中等，色淡红，质清稀，疲乏无力，倦怠嗜卧，心悸失眠。舌淡红，脉略细。

病史 患者因其子考试成绩不理想，思虑过度，劳伤心脾，常觉疲劳乏力，失眠。

辨证 心主血而藏神，脾主思而统血，思虑劳倦过度，则损伤心脾。脾胃为气血生化之源，脾虚则气衰血少，心无所养而神无所藏，故心脾两虚，气血不足，而见疲劳乏力，心悸失眠。脾虚日甚则统血无权，以致经血先期而行。心脾两虚，化赤不足，则经色浅淡而清稀。气血不足，脉络失充，故舌淡，脉细弱。

治法 益气补血，健脾养心。

方药 生晒参25g，黄芪30g，炒白术15g，当归15g，酒芍15g，炒酸枣仁20g，木香6g，阿胶15g，艾叶炭10g，煅龙骨30g，煅牡蛎30g，炙甘草15g。

7剂。日1剂水煎，早晚分服。嘱勿过劳，调节情志。

二诊 2012年4月17日。乏力明显好转，月经5天而尽。上方加杜仲炭15g。7剂。

三诊 2012年4月24日。症状明显好转。上方。7剂。继以归脾丸巩固疗效。

按语 《景岳全书·妇人规·经脉类》云："若脉证无火，而经早不及期者，乃心脾血虚，不能固摄而然。"该患近年来因思虑过度，劳伤心脾，而致心脾气血两虚，脾失固摄，故见月经先期。方用归脾汤加减。方中人参、黄芪补脾益气，共为君药。白术为补脾益气之要药，与人参、黄芪相伍，补脾益气之功益著；当归补血养心；白芍养血和营；阿胶补血止血，四药共奏益气补血之功，共为臣药。佐以酸枣仁宁心安神，煅龙骨、煅牡蛎镇心安神，收敛止血，艾叶炭止血。又少佐理气醒脾之木香，与诸补气养血药相伍，既可使其补而不滞，又能悦脾醒神而司其职，此亦为本方之妙。炙甘草补益心脾之气，并调和诸药，用为佐使。全方共奏补脾益气，补血养心，固经止血之功。二诊时，患者症状明显好转，加杜仲补益肝肾，精血同源，可补已失之血，炒炭亦有增强止血之效。三诊症状进一步好转，继服7剂后，改服归脾丸巩固疗效。

第三十七章 月经后期案

病案一 血虚停瘀

宋某，女，26岁，2012年11月25日初诊。

初诊 月经后期近半年，少则推迟1周，多则错后20天方至，经来量少色淡，夹有血块，伴小腹疼痛，乳胀，畏寒肢冷。末次月经11月2日。舌淡苔白，脉弦细。

病史 胃下垂、浅表性胃炎史。

辨证 营血亏虚，血海不能如期充盈，故见月经延期而致，量少色淡。血虚受寒，寒凝血滞，故经血有块，小腹疼痛，畏寒肢冷。瘀血阻滞气机，故见乳胀。舌淡，脉细为血虚之象。

治法 养血活血，温经行气。

方药 熟地20g，白芍15g，当归20g，川芎15g，桃仁15g，红花15g，肉桂10g，莪术15g，乌药15g，香附20g，砂仁15g，炙甘草15g。

7剂。日1剂水煎，早晚分服。

二诊 2012年12月2日。畏寒肢冷缓解，经未行。上方加枳壳15g，川牛膝15g。7剂。

三诊 2012年12月9日。12月4日行经，5天尽，经期腹胀痛、乳胀均明显缓解。上方余5剂，继续服用。

四诊 2012年12月16日。症不著。用首诊方去莪术，红花减5g。7剂。

按语 本案为血虚停瘀，《丹溪心法·妇人八十八》云："过期而来，乃是血虚。"营血亏虚，冲任不充，以致血海不能及时满盈，月经周期因而错后。血海空虚，最易受寒，寒客胞宫，血得寒则凝，故成瘀血，《景岳全书》云："凡血寒者，经必后期而至。"治以补血活血，温经行气之法，方用过期饮加减。方中以四物汤养血和血，加入桃仁、红花活血化瘀，莪术破血祛瘀，亦有桃红四物汤之意，针对血虚停瘀之机，达养血活血之功。佐以辛温之肉桂，有散寒止痛、活血通经之效；香附理气解郁，调经止痛；砂仁、乌药行气止痛，温经散寒，既助肉桂温经散寒止痛，又伍香附行气开郁；香附、乌药、砂仁共用又有"气行一切积滞皆行"之功，以助活血化瘀。炙甘草调和诸药。诸药合用，共奏养血活血，温经行气之功。服药7剂，畏寒肢冷缓解，月经仍未至，故二诊加川牛膝逐瘀通经，枳壳行气开郁以助通经。二诊后月经至，效不更方，三诊继服。四诊无著症，故用一诊方去莪术、减红花用量，防活血太过而耗伤正气。半年后随访，月经已应月而至。

病案二 肝郁气滞

谭某，女，28岁，2013年5月14日初诊。

初诊 月经周期延后 7～10 天，行经第 1 天腹痛，量少，色淡，有血块，胸胁胀满不舒，善太息，经前乳房、小腹胀痛。今逾期 10 日未至。舌苔薄白，脉弦略数。

病史 14 岁月经初潮，平素急躁易怒，月经后期 1 年余，末次月经 4 月 4 日。

辨证 抑郁伤肝，疏泄不及，气机不畅，血为气滞，气血运行迟滞，血海不能如期满溢，故见经期错后，经量减少。气滞血瘀，故经有血块。肝郁气滞，则精神郁闷，时欲叹息，胸闷胁胀。少腹及胸胁、乳房皆为肝经循行部位，肝气郁结，气行不畅，故见乳房、小腹胀痛。脉弦为气滞之象。

治法 疏肝理气，活血调经。

方药 柴胡 15g，白芍 15g，当归 15g，乌药 15g，砂仁 15g，香附 20g，川芎 15g，益母草 15g，茯苓 20g，木香 8g，炙甘草 15g。

7 剂。日 1 剂水煎，早晚分服。嘱其调情志。

二诊 2013 年 5 月 21 日。经未至，上方加桃仁 15g，红花 15g，川牛膝 15g。7 剂。嘱经来停服。

三诊 2013 年 5 月 28 日。5 月 23 日行经，5 月 27 日尽，经水量可。原方，7 剂。

服药 2 月余，诸症皆消，经期恢复正常。

按语 情志为病，冲任气血失调而致经行后期。本案为肝郁气滞证，治以疏肝理气，活血调经之法，方以逍遥散合乌药汤加减。方中柴胡疏肝解郁；香附疏肝理气，调经止痛，共为君药。香附为血中之气药，《本草纲目》称其为"气病之总司，女科之主帅"，主治气郁不舒，胸腹胁肋胀痛，尤善能调经止痛。砂仁善行脾胃滞气；乌药理气行滞；木香善行脘腹滞气，三药合用，同助君药行气消胀，调经止痛，共为臣药。白芍、当归养血柔肝；川芎、益母草活血调经；茯苓健脾助运，上药共为佐药。炙甘草益气和中，兼能调和诸药，为佐使药。服药 7 剂，病情缓解，二诊加入桃仁、红花活血化瘀，牛膝逐瘀通经，善引血下行。复服 2 剂月经至，诸症明显好转。先后调治 2 月余，经水应期而至。

第三十八章　月经先后无定期案

病案　肝郁脾弱（功能失调性子宫出血）

张某，女，21岁，2013年6月13日初诊。

初诊　月经先后不定期3年余，经量少，经来腰腹痛，胸胁胀满，善太息，面部痤疮，胃胀痛，呃逆，大便日3行。舌苔薄白，脉沉滑无力。

病史　15岁月经初潮，2010年西医诊断为功能失调性子宫出血。其为家中独女，平素娇惯、偏食。

辨证　《傅青主女科》载："妇人有经来断续，或前或后无定期，人以为气血之虚，谁知是肝气之郁结乎。"肝喜条达，恶抑郁，为藏血之脏，体阴而用阳。肝郁气滞，气机不调，冲任失司，血海蓄溢失常，而致月经或前或后。肝失条达，肝郁气滞，则胸胁胀满，善太息，月经量少。郁而化热，可致面部痤疮。木郁克伐脾土，脾胃运化失常，可见胃胀痛，呃逆，大便不调。冲任不足，下元亏损，则腰腹疼痛。脾虚可见舌苔薄白，脉沉滑无力。

治法　疏肝健脾。

方药　柴胡15g，酒芍15g，当归15g，焦术15g，茯苓20g，砂仁15g，川续断15g，菟丝子15g，陈皮15g，车前子15g，香附15g，炙甘草10g，薄荷5g。

7剂。日1剂水煎，早晚分服。

二诊　2013年6月20日。服药2日后症状明显好转，大便近2日正常。上方去车前子。7剂。

三诊　2013年6月27日。昨日月经来潮，量可，腰部略不适，余可。上方。7剂。

如此调治月余，诸症尽除。

按语　方乃逍遥散加味。方中柴胡苦平，疏肝解郁，使肝郁得以条达，为君药。白芍酸苦微寒，养血敛阴，柔肝缓急；当归养血和血，且其味辛散，乃血中气药。当归、白芍与柴胡同用，补肝体而调肝用，使血和则肝柔，为臣药。香附、陈皮、砂仁疏肝理气，助柴胡疏肝解郁，亦为臣药。木郁则土衰，肝病易传脾，故以白术、茯苓、甘草健脾益气，实土以抑木，且使营血生化有源，共为佐药。车前子渗湿止泻，有利小便实大便之功；续断、菟丝子补肝肾，固冲任且止腰痛；少量薄荷以助疏散郁遏之气，亦为佐药。甘草有调和诸药之功，兼使药之用。服药7剂，病情缓解，大便日一行，故减车前子。复服7剂，诸症明显好转，效不更方，调理近两个月经周期，经行正常。

第三十九章 经期延长案

病案 心脾气血两虚（黄体萎缩不全）

丁某，女，26 岁，2012 年 11 月 13 日初诊。

初诊 月经经期延长 1 年余，10～15 天方净，经行量少，血色暗，失眠，气短乏力。现值经期第 2 天，量极少。舌淡苔薄白，脉缓无力。

病史 2011 年 11 月出现经期延长，西医诊断为黄体萎缩不全，服激素调经治疗 4 个周期后效果不明显。其为某医科大学学生，正考研复习。

辨证 《妇人大全良方》载："若劳伤经脉，冲任气虚，故不能制约经血，令月水不断也"。思虑过度，劳伤心脾，中气不足，冲任不固，经血失于约制，以致经期延长。脾胃为后天之本，气血生化之源，脾虚化源不足，气血衰少，而见经量少，气短乏力。心主血藏神，脾主思藏意，心脾气血两虚则神无所主，意无所藏，故见失眠。心脾虚可见舌质淡，脉缓无力。

治法 益气补血，健脾养心。

方药 生晒参 10g，焦术 15g，黄芪 25g，当归 15g，炒酸枣仁 20g，香附 15g，龙眼肉 15g，茯神 15g，蜜远志 10g，炙甘草 15g。

7 剂。日 1 剂水煎，早晚分服。

二诊 2012 年 11 月 20 日。服药 6 剂后经止，余症减轻。上方加阿胶 15g。7 剂。

三诊 2012 年 11 月 27 日。症状明显好转。上方。7 剂。

如此调理月余，诸症消失，3 月后随访未复发。

按语 该患因备考而劳伤心脾，日久出现气血两虚证，见经期延长。治宜益气健脾，补血养心，方用归脾汤化裁。方中黄芪补脾益气；龙眼肉既补脾气，又养心血，二者共为君药。人参、白术补脾益气，与黄芪相伍，补脾益气之功益著；当归补血养心，酸枣仁宁心安神，二药与龙眼肉相伍，补心血，安神志之力佳，均为臣药。佐以茯神养心安神；远志宁神益智。更佐理气之香附，与诸补气养血药相伍，补而不滞。炙甘草补益心脾之气，并调和诸药，用为佐使。服药 7 剂，病情减轻，二诊加阿胶以增补血之力。三诊时，无著症，继服 7 剂，以防复发。调理月余，月经周期恢复正常。

第四十章 闭 经 案

病案一　气血两虚血瘀（继发性闭经）

孙某，女，34 岁，2012 年 7 月 5 日初诊。

初诊　闭经 1 年余，眩晕耳鸣，心悸少寐，肢倦神疲，气短。舌紫暗有瘀点，苔白，脉沉无力。

病史　4 年前产子，失血过多，自此经量逐月减少，渐至 1 年前经闭不行。低血压 3 年余。

辨证　《圣济总录》曰："血为荣，气为卫……内之五脏六腑，外之百骸九窍，莫不假此而致养。矧妇人纯阴，以血为本，以气为用，在上为乳饮，在下为月事。"月经为气血所化，气血不足，冲任亏虚，血海不能满溢，故月经停闭。血虚不能濡养脑髓清窍，故见眩晕耳鸣。血虚心神失养，则心悸少寐。中气不足，故肢倦神疲，气短。舌紫暗有瘀点，苔白，脉沉无力，为气虚血瘀之象。

治法　益气补血，祛瘀通经。

方药　熟地 25g，当归 20g，白芍 15g，川芎 15g，生晒参 15g，黄芪 25g，桃仁 15g，红花 15g，炙甘草 15g，枸杞 20g，香附 15g。

14 剂，日 1 剂水煎，早晚分服。嘱患者经来停服。

二诊　2012 年 7 月 19 日。服上方 9 剂经行，量少，色淡，现月经将尽。上方加鸡血藤 25g。14 剂。

三诊　2012 年 8 月 3 日。症不著。上方加柴胡 15g。14 剂。

按语　《沈氏女科辑要笺正》载："血不足而月事不至"。该患因产子失血过多，调摄失宜，血虚日久而经闭。证为气血虚弱兼血瘀，治以补益气血，祛瘀通经之法。方以圣愈汤补气养血，加入活血化瘀之品。方中熟地甘温滋腻，滋补营血；人参甘温，补中益气，与熟地合用，益气补血，共为君药。血为气之宅，补血使气有所依，气为血之帅，补气亦能生血。当归味辛性温，补血调经；枸杞甘平，补益肝肾；芍药味酸性寒，养血敛阴，共助熟地补血养血；黄芪甘温补气，助人参补中气，四者共为臣药。桃仁活血祛瘀；红花活血通经；川芎活血行气；香附理气调经，行气以助活血，且可使补而不滞，共为佐药。炙甘草和中，调和诸药，为佐使药。服 9 剂时，月经至。二诊时，加鸡血藤补血活血，以助养血活血调经。复服 14 剂，诸症明显好转。三诊加柴胡以助疏肝理气调经。半年后告知自行将原方制成丸剂调服月余，月经已应时而至。

病案二　气滞血瘀（继发性闭经）

申某，女，23 岁，2009 年 9 月 22 日初诊。

初诊　闭经 6 月余，面部痤疮，心烦，多梦。舌紫暗，脉沉弦。

病史 8年前月经后期，服药而愈，性格内向，半年前曾与同学发生口角，继而月经不行。

辨证 《万氏女科》曰："忧愁思虑，恼怒怨恨，气郁血滞，而经不行。"七情所伤，肝气郁结，气滞而血瘀，瘀阻冲任，血海不能满溢，故月经停闭。肝失疏泄，郁而化热，热扰心神，故见心烦多梦。日久气血郁滞，蕴热结于面部而发为痤疮。舌紫暗，脉沉弦为气滞血瘀之征。

治法 疏肝行气，活血调经。

方药 柴胡15g，白芍15g，当归15g，川芎15g，桃仁15g，红花15g，益母草15g，香附20g，丹参20g，枳壳15g，牡丹皮15g，炙甘草15g。

7剂。日1剂水煎，早晚分服。嘱患者经来停服。

二诊 2009年9月29日。诸症稍缓，大便略溏。上方加茯苓25g，莪术15g。7剂。

三诊 2009年10月6日。诸症明显缓解，唯经未至。上方加泽兰15g，白芍易为赤芍15g。7剂。

四诊 2009年10月13日。10月10日月经来潮，痤疮立轻，现值经期。嘱经后继服上方。8剂。

随访半年，月经按时来潮。

按语 女子性格多内向，易抑郁，而成肝郁病证，久而气滞血瘀。该患为肝郁气滞血瘀之证，施以疏肝理气，活血化瘀之法。方用柴胡疏肝散与桃红四物汤化裁。方中柴胡疏肝解郁，白芍柔肝缓急，当归养血和血，三药相伍，而奏疏肝养血，柔肝缓急之功。桃仁破血行滞，红花活血祛瘀，川芎、益母草活血调经。香附、枳壳善理气行滞，使气行则血行。丹参、牡丹皮活血凉血，既可活血通经，又可凉血清热。炙甘草调和诸药。服药7剂，病情缓解，但见大便略溏，故二诊加茯苓健脾渗湿，莪术以助行气破瘀之功。复服7剂，诸症明显好转，但月经未至，三诊减白芍，加泽兰、赤芍以助活血调经。四诊时，月经已来潮，经后又进8剂，月经恢复正常。

第四十一章 经前乳胀案

病案 肝郁气滞（经前期综合征）

张某，女，29 岁，2013 年 8 月 18 日初诊。

初诊 经前 1 周两乳胀痛 2 年余，伴经来腹痛，急躁易怒，8 月 11 日月经来潮，昨日经尽。舌苔略腻，有齿痕，脉弦滑。

病史 2 年前适值经期与人争吵，后出现经前双乳胀痛，西医诊断为经前期综合征。

辨证 恚怒伤肝，疏泄失司，肝气郁结，肝司冲脉，肝脉夹乳，冲脉过乳，气血不畅，致乳房胀痛。肝郁气滞，血行不畅，气滞血瘀，不通则痛，故伴经来腹痛。肝气不疏，气机不畅，则见急躁易怒。舌苔略腻，有齿痕，脉弦滑，是为肝郁克脾之象。

治法 疏肝理气。

方药 柴胡 15g，白芍 15g，当归 15，郁金 15g，香附 15g，枳壳 15g，川芎 15g，砂仁 15g，炙甘草 15g。

7 剂。日 1 剂水煎，早晚分服。嘱其下次月经来潮前 1 周再来诊治。

二诊 2013 年 9 月 2 日。症不著。上方加乌药 15g，延胡索 15g。10 剂。

三诊 2013 年 9 月 12 日。9 月 10 日月经来潮，经前乳房胀痛及腹痛极轻。上方。7 剂。嘱其经后再服。

按语 经前乳胀，与肝胃两经相关，尤与肝经的关系最为密切。肝经"上贯膈，布胁肋"。本案为肝郁气滞之证，方用逍遥散合枳芎散加减。方中柴胡疏肝解郁，为君药。白芍养血敛阴，柔肝缓急；当归养血和血，且其味辛散，乃血中气药。当归、白芍与柴胡同用，补肝体而调肝用，使血和则肝柔，共为臣药。砂仁、香附、郁金、枳壳、川芎行气解郁，兼以理血，共为佐药。炙甘草为使药，调和诸药。服药 7 剂，乳房胀痛大减，二诊加乌药、延胡索以增强活血行气止痛之功。三诊时，经前疼痛明显减轻，守前方。经后再服 7 剂，随访诸症皆消。

第四十二章 带下病案

病案 脾虚湿盛（宫颈炎）

张某，女，30岁，2012年1月12日初诊。

初诊 带下量多、色白1年余，清稀如涕，肢体倦怠，四末不温，纳差，经前腹痛。舌淡苔薄白，脉弦缓。

病史 平素畏寒肢冷，饮食不佳，且饥饱无时，半年前胃镜示：浅表性胃炎。2012年1月7日检查：宫颈糜烂，诊断为宫颈炎。

辨证 脾阳虚弱，运化失职，水湿内停，湿浊下注，损伤任带二脉，约束失常，故带下量多，色白，质稀薄。脾虚中阳不振，则肢体倦怠，四末不温。脾虚运化失职，则纳少。脾虚木乘，气机不畅，素体阳虚，胞脉虚寒，故经前腹痛。舌淡薄白，脉弦缓为脾虚肝郁之象。

治法 益气健脾，升阳除湿。

方药 焦术20g，白芍15g，山药25g，黄芪25g，当归15g，炮姜10g，砂仁15g，陈皮15g，柴胡15g，黑芥穗10g，炙甘草15g。

10剂。日1剂水煎，早晚分服。嘱忌食生冷。

二诊 2012年1月22日。诸症缓解，食欲增。上方。7剂。

1月后，该患介绍其堂妹来诊，告知上次服药后痊愈。

按语 《女科经纶》曰："白带多是脾虚，……脾伤则湿土之气下陷，是脾精不守，不能输为荣血，而下白滑之物矣。"该患因饮食不节，损伤脾胃，脾阳不振，运化失职，湿浊停聚，流注下焦，伤及任带二脉，致任脉不固，带脉失约，而见带下病。《傅青主女科》云："夫白带乃湿盛而火衰，肝郁而气弱，则脾土受伤，湿土之气下陷，是以脾精不守，不能化荣血以为经水，反变成白滑之物，由阴门直下，欲自禁而不可得也。治法宜大补脾胃之气，稍佐以舒肝之品"。方以完带汤化裁。方中以白术、黄芪为君，益气健脾，大补脾胃之气，健脾而燥湿。臣以山药，补脾益肾而固带脉；柴胡、白芍疏肝解郁，且白芍柔肝而补任脉；炮姜温中散寒，与白术相伍，温脾阳而祛寒湿。佐以当归养血和肝；陈皮理气健脾；砂仁理气温中；黑芥穗乃血中之风药，风能胜湿，炒黑则辛散之力减而收涩之力增，与柴胡相伍，入肝而解肝郁，得白芍疏肝气而不伤血，得白术升脾阳而助除湿。佐使以炙甘草益气和中，调和诸药。二诊时，症状缓解，继服7剂，巩固疗效。

第四十三章　妊娠恶阻案

病案一　脾胃不和（妊娠呕吐）

杨某，女，24岁，2010年8月31日初诊。

初诊　受孕45日，近3日晨起干呕，食则恶心呕吐，纳差，胸膈痞闷，四肢乏力，大便略溏。舌淡苔白，脉滑略缓。

病史　末次月经为2010年7月17日，停经41天开始呕吐，近日逐渐加剧。

辨证　平素脾胃虚弱，受孕后，阴血下聚养胎，脾胃之气愈虚，胃气不降反随冲脉之气上逆，而致呕恶。脾主运化，胃主受纳，胃气虚弱，则纳谷减少。脾胃气滞，则胸膈痞闷。脾主四肢，脾虚则四肢乏力。脾失健运，脾湿内生，故大便溏薄。舌质淡，苔薄白，脉滑略缓皆为脾胃气虚之象。

治法　健脾益气，理气和胃。

方药　生晒参10g，砂仁15g，炒白术15g，枳壳15g，陈皮15g，炙甘草15g，生姜10g。

4剂。日1剂水煎，早晚分服。

二诊　2010年9月4日。恶心呕吐、胸膈痞闷明显好转，大便略成形，体力增，舌淡苔白，脉略滑。上方去枳壳。4剂。

服上方4剂后呕吐止，随访1月，未发病。

按语　《景岳全书》曰："凡恶阻多由胃虚气滞"。该患平素脾胃虚弱，怀孕后冲气上逆，胃气失和，故见恶心呕吐，治宜健脾和胃，方以保生汤加减。《医宗金鉴·妇科心法要决》曰："恶阻，有因胎气阻逆者，乃受胎后胞门闭塞，脏器内阻，夹胎气上逆于胃，故令恶心呕吐也"。方中以白术、砂仁为君，白术健脾益气而具安胎之功。《本经疏证》云："初妊之时，胎元未旺，吸血不多，则下焦血旺，致反上逆，是为恶阻，恶阻则中焦之气不变赤而为水，是白术在所必需矣。"砂仁理气醒脾，和胃安胎，《本草汇言》云："气逆则胎动不安，此药辛香而窜，温而不烈，利而不削，和而不争，通畅三焦，温行六腑，缓肺醒脾，养胃益肾，舒达肝胆不顺不平之气，所以善安胎也。"脾胃气虚，运化失常，故臣以人参，甘温益气补脾，助白术健脾益气，以增运化之力。佐以枳壳、陈皮，行气宽中，助砂仁调畅气机，降逆和胃以增止呕之效，且使参、术补而不滞。生姜理气温中，除逆止呕，亦为佐药。甘草甘温益气，兼调和诸药，司佐使之职。服药4剂，病情明显缓解，恐枳壳行气太过复伤正气，故二诊去枳壳。又进4剂后，恶阻痊愈。

病案二　胃热气逆（妊娠呕吐）

陈某，女，30岁，2011年8月11日初诊。

初诊　怀孕51日，5日前出现晨起呕吐酸苦，昨日加重，每日呕吐20余次，胸中烦闷，寐差，小便黄，大便秘结。舌尖红苔略黄，脉弦滑略数。

病史 末次月经为 2011 年 6 月 21 日，停经 46 天左右出现呕吐。

辨证 《傅青主女科》云："夫妇人受妊，本于肾气之旺也……而肾水不能应，则肝益急，肝急则火动而逆也；肝气既逆，是以呕吐恶心之症生焉。"孕后冲气夹肝火上逆犯胃，胃气不和，故见呕吐。火热内蕴，则胸中烦闷，不眠，便秘溲赤。舌尖红苔略黄，脉弦滑略数均为内热之象。

治法 理气和胃，清热止呕。

方药 砂仁 15g，炒白术 15g，陈皮 15g，茯苓 15g，竹茹 15g，枳实 10g，芦根 15g，黄芩 15g，炙甘草 10g，生姜 5 片。

4 剂。日 1 剂水煎，早晚分服。

二诊 2011 年 8 月 15 日。服上方后，呕吐大减，二便正常，舌质略红，脉滑。上方去黄芩。4 剂。

服上方后诸症皆消，病愈。

按语 《医宗金鉴》云："恶阻因于胃热者，必呕吐，心中热烦，愦闷喜饮凉浆也。宜用加味温胆汤。"方用加味温胆汤化裁。方中以味甘微寒之竹茹清热和胃止呕，为君药。《本草求真》云："竹茹专入肺胃，味甘而淡，气寒而滑……膈噎呕逆，恶阻呕吐，吐血衄血等症者，皆当服此"。白术补脾益气安胎；砂仁理气和胃，止呕安胎；黄芩清热安胎，不仅能助竹茹清胃热而止呕，且能清热凉血而安胎，《本草纲目》引朱震亨云："黄芩、白术乃安胎圣药，俗以黄芩为寒而不敢用，盖不知胎孕宜清热凉血，血不妄行，乃能养胎。"以上三药为臣。佐以芦根清热和胃止呕，以助竹茹之力；陈皮、枳实、生姜行气和胃，以助止呕之功；茯苓补脾健胃，治"脾胃不和，泄泻腹胀，胸胁逆气，忧思烦满，胎气少安……"。甘草益气和中，调和诸药，为佐使药。服药 4 剂，呕吐明显减轻，热象不著，故去黄芩，继服 4 剂而安。

第四十四章 产后缺乳案

病案 气血虚弱

萧某，女，32 岁，2011 年 5 月 12 日初诊。

初诊 产后 4 个月，乳汁量少，腰膝酸软疼痛，偶足跟痛，寐差，食少。舌质淡苔薄白，脉沉细。

病史 产后调护失宜，近日又因工作劳累，食欲欠佳，乳汁明显减少。

辨证 《叶天士女科诊治秘方》云："若气血虚而乳少者，或产时去血太多，或产前有病……气血渐衰，往往无乳。"乳汁由气血化生，产后调摄失宜，劳役过度，耗伤气血，乳汁失其化源，故乳汁减少。产后过劳，损伤筋骨，故腰膝酸痛，足跟作痛。舌淡苔薄白，脉细为气血虚弱之征。

治法 补气养血，兼益肝肾。

方药 熟地 20g，当归 15g，酒芍 15，川芎 10g，王不留行 20g，枸杞 20g，杜仲 15g，山药 25g，通草 10g，黄芪 30g，炙甘草 15g。

7 剂。日 1 剂水煎，早晚分服。嘱勿过劳。

二诊 2011 年 5 月 19 日。乳汁较前增多，腰膝足跟痛略缓解。上方加川续断 15g。7 剂。

三诊 2011 年 5 月 26 日。乳汁明显增多，腰腿与足跟痛不著。上方。7 剂。

3 月后因感风寒来诊，告知服药后乳汁量已恢复正常。

按语 《三因极一病证方论·卷十八》曰："产妇有二种乳脉不行，有气血盛而壅闭不行者，有血少气弱涩而不行者。虚当补之，盛当疏之。"该患产后调摄失宜，过于操劳，损伤腰膝，耗伤气血，乳汁失其化源而致乳汁不足。治宜补气养血，兼补肝肾。方以加味四物汤化裁。乳汁乃血之所化，故以四物汤养血补血，以使乳汁化生有源。气为血之帅，有形之血生于无形之气，故加入黄芪、炙甘草补气，使气旺则血生，乃阳生阴长之义。杜仲、山药、枸杞补益肝肾，强筋健骨，益精生血。王不留行、通草通血脉，下乳汁。炙甘草亦可调和诸药。服药 7 剂，乳汁较前增多，腰膝酸软改善不明显，故二诊加入续断补肝肾，强筋骨。又服 7 剂，乳汁充足，腰膝酸痛基本消失。

第四十五章 乳 泣 案

病案 肝郁血虚（溢乳症）

姜某，女，49岁，2012年7月22日初诊。

初诊 右乳常有白色分泌物2年余，挤压即出，偶自溢，质稀，双侧乳房胀痛，急躁易怒，颜面爪甲淡白。舌淡苔白，脉弦。

病史 2010年诊断为溢乳症，10年前因子宫腺肌症行子宫全切术。

辨证 乳汁为气血化生，而冲任为气血之海，上行则为乳汁，下行则为经水。《丹溪治法心要》云："乳房阳明所经，乳头厥阴所属。"木郁克伐脾土，阳明胃气失于敛摄，血不荣里而妄泄，故见非产之时而泌乳。妇人以血为本，气为血帅，血为气母，肝血不足，条达失职，血虚气滞，疏泄失常。肝失条达，气机阻滞，则乳房胀痛，烦躁易怒。血虚不荣，则颜面爪甲淡白，分泌物质稀亦为血虚之象。舌淡，脉弦为气滞血虚之象。

治法 疏肝解郁，益血敛营。

方药 柴胡15g，白芍15g，当归15g，郁金15g，枳壳15g，炒麦芽20g，甘草15g，香附15g。

7剂。日1剂水煎，早晚分服。

二诊 2012年7月29日。服药后乳胀缓解，分泌物减少，偶见眩晕，舌淡苔白，脉沉略弦。上方加熟地20g。7剂。

按语 《济阴纲目》云："未产而乳自出，谓之乳泣。"该患有明显急躁易怒，乳房胀痛等症，为肝郁气滞之象；然患者罹患乳泣两年余，又知乳汁为气血所化，故见颜面爪甲淡白乃血虚之证。该患属肝郁气滞兼血虚之证，治宜疏肝行气，养血柔肝。方用柴胡疏肝散加减。方中用柴胡疏肝解郁，使肝气得以条达，为君药。白芍养血敛阴，柔肝缓急；当归养血和血；香附、郁金行气，助柴胡疏肝解郁，共为臣药。枳壳调畅气机，与柴胡相伍，一升一降，畅通一身之机，使气滞得疏；炒麦芽理气回乳，治乳出之标，共为佐药。甘草调和诸药为使。服药7剂，病情缓解，但见眩晕，乃肝血不能上荣于头面，故二诊加入熟地，填精补血。1月后随访，患者述服药后症状明显好转，自行继续服二诊方2周，症状消失。

第四十六章 乳 癖 案

病案一 气滞血瘀

许某，女，25岁，2012年1月5日初诊。

初诊 左侧乳房可触及大小不等肿块，双侧乳房胀痛5个月余，左侧为著，触之则痛，情绪变化时胀痛加重，经前1周乳房胀痛，易怒，大便秘结，3～4日一行。舌略暗苔白，脉弦。

病史 2010患甲状腺结节，经治疗好转。

辨证 《罗氏会约医镜·乳病门》曰："大凡乳证，因恚怒者……"肝为刚脏，喜条达而恶抑郁，肝失疏泄，气机郁滞，阻滞乳络，故见乳房胀痛。气滞日久，血行瘀滞，肝络瘀阻，故见乳房肿块形成。易怒为肝失疏泄之象。气机郁滞，不能宣达，通降失常，传导失职，故大便秘结。舌略暗，脉弦为血瘀气滞之象。

治法 疏肝解郁，活血止痛。

方药 柴胡15g，酒芍15g，陈皮15g，枳壳15g，川芎15g，香附15g，炙甘草15g，当归15g，郁金15g，瓜蒌仁20g。

7剂。日1剂水煎，早晚分服。

二诊 2012年1月12日。大便好转，但乳房仍触之疼痛。上方加姜黄15g，蜜远志10g。14剂。

三诊 2012年2月9日。1月25日经行，经前5天双侧乳房胀痛，程度略减。上方加砂仁15g，木香8g。14剂。

四诊 2012年2月23日。月经将至，双乳微胀。上方去木香，加生牡蛎30g。7剂。

按语 该患乳胀5个月余，乃属气滞血瘀之体。肝藏血，体阴而用阳，肝气郁结，失其条达，血行不畅而为瘀。现虽乳癖已成，但仍以气滞为主要病机，因滞而致瘀，故治以疏肝行气为主，辅以活血止痛之品，方用柴胡疏肝散加减。方中柴胡入肝经，疏肝解郁，为君药。香附理气疏肝，助柴胡以解肝郁；川芎行气活血而止痛，助柴胡以疏肝，二药相合，增行气止痛之功，为臣药。陈皮、枳壳理气行滞；芍药养血柔肝，缓急止痛；郁金解郁清心，合当归活血补血、行气止痛；当归、瓜蒌仁润肠通便，为佐药。甘草调和诸药，为使药。诸药共奏疏肝行气，活血止痛之功，使肝气条达，血脉通畅而痛止。服药7剂，大便好转，乳房仍有疼痛，故二诊加姜黄，以增强活血行气，通经止痛之功，又加远志，疏通气血之滞而散肿。又服14剂后，症状缓解，仍有胀痛，故三诊加入木香、砂仁更增行气止痛之功。四诊时，加入生牡蛎以软坚散结，因木香行气力强，防行气太过而耗伤正气，故去之。

病案二　气滞痰凝（乳腺增生症）

张某，女，39 岁，2011 年 6 月 9 日初诊。

初诊　双侧乳房肿块 1 年余，乳房胀痛，月经前胀痛明显，时胸闷气短，恶心，头晕，纳差。舌淡苔薄白，脉沉弦滑。

病史　患乳腺增生症 1 年。

辨证　《外科正宗》云："乳癖乃乳中结核，形如丸卵，或坠重作痛，或不痛，皮色不变，其核随喜怒消长"。肝疏泄功能不及，抑郁伤肝，肝气不疏，疏泄失职，气机不得畅达，则乳房胀痛。肝失疏泄，气机郁滞，脾失健运，痰饮流注于乳络，则见乳房肿块。痰饮为有形之邪，可随气流行，痰浊停胃，胃失和降，故见恶心。痰浊痹阻心胸，血气运行不畅，故见胸闷气短。脾失健运，气机阻滞，故纳差。清空失于濡养，故头晕。舌淡苔薄白，脉沉弦滑为气滞痰凝之象。

治法　疏肝解郁，化痰散结。

方药　柴胡 15g，酒芍 15g，郁金 15g，川芎 15g，香附 15g，川楝子 15g，半夏 15g，陈皮 15g，炙甘草 15g，当归 15g，茯苓 20g，浙贝 15g。

7 剂。日 1 剂水煎，早晚分服。

二诊　2011 年 6 月 16 日。乳胀减轻，偶烦躁。上方加丹皮 15g。7 剂。

三诊　2011 年 6 月 23 日。肿块减小，喜呕，纳差。上方加竹茹 15g。7 剂。

按语　肝为藏血之脏，性喜条达而主疏泄，脾主统血，运化水液，肝郁则疏泄不利，脾虚则运水无力，气滞痰生，滞于乳房，故生乳癖。治宜疏肝解郁，化痰散结，方用柴胡疏肝散合二陈汤加减。方中柴胡为君药，疏肝解郁。白芍敛阴养血，柔肝止痛；当归补血活血，二药合用养肝血，得柴胡而不滋腻，柴胡疏肝解郁，得归、芍而不劫阴；半夏燥湿化痰，降逆和胃，共为臣药。陈皮理气祛痰，治痰先理气，气顺痰自消，因其性燥，更助半夏化痰之力；川芎、郁金、香附、川楝子理气止痛，更助柴、芍以疏肝行滞，调和气血；贝母软坚化痰散结；茯苓益气健脾，宁心安神，亦治生痰之源，共为佐药。甘草调和诸药，为使药。诸药合用，使肝气得疏、痰湿得消。服药 7 剂，症状缓解，见烦躁，此为热扰心神，故二诊加丹皮清热凉血，活血散瘀。继服 7 剂，肿块减小，但有喜呕、纳差之症，故三诊加竹茹以增清热化痰之功，又可除烦止呕。